정신분석가

카렌 호나이

이 성 동 옮김

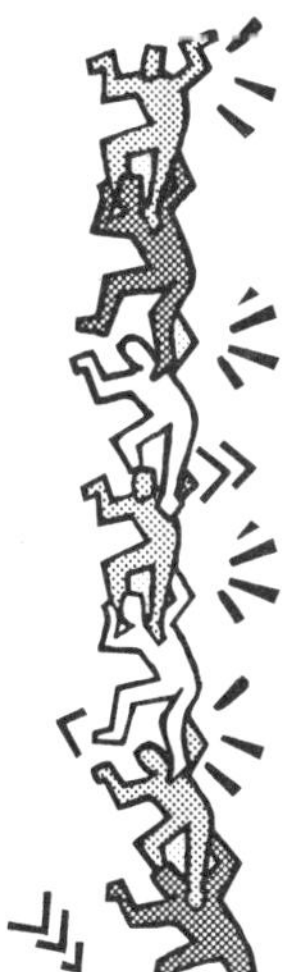

圖書出版 하나醫學社

Karen Horney

Psychoanalyst

by Constance Jones

This Korean edition was published by arrangement with
Chelsea House Publishers.

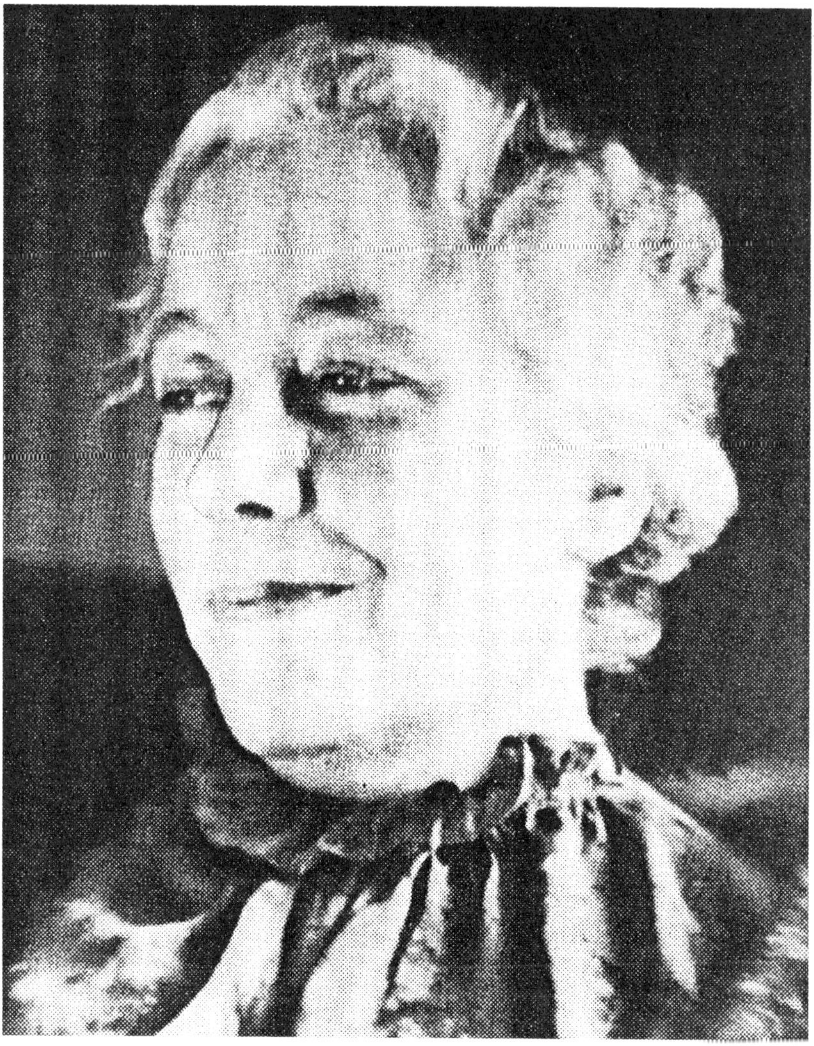

역자 서문

CHELSEA HOUSE 출판사는 미국 역사에 중대한 지적 영향을 미친 여성들의 전기를 편집 기획하여 출판하였다. 이 책은 그 중의 한 권이다. 이 출판사에서는 81명의 여성 전기물을 출판하였는데 그 중에는 우리들이 잘 아는 Margaret Mead, Isadora Duncan, Pearl Buck 등도 포함되어 있다.

이 책을 집필한 Constance Jones는 이 기획의 수석 편집자로 일하고 있다. 그리고 많은 집필 활동을 하고 있는 것으로 알려져 있으며, 미국 Yale대학에서 정치 경제학을 공부한 경력을 지니고 있는 사람이다.

호나이가 정신분석에서 미친 영향을 교과서적으로 열거하는 것은 의미가 없을 것이다. 간헐적으로 호나이의 저서가 국내에서도 번역되어 있으므로 일독하면 참고가 될 것이다. 호나이의 저서는 비교적 난해한 문장의 연속인 다른 정신분석의 저서보다는 비교적 쉽게 읽힐 수 있는 특징이 있으므로(쉽다는 것이 깊이가 없다는 것을 뜻하는 것은 아니다) 국내 번역서들을 읽고 이 책을 읽는다면 호나이를 이해하는 데 더욱 도움이 될 것이다.

정신 분석 사상도 모든 시대를 초월하는 것은 아니고, 그 사상의 산출자 역시 자신의 시대와 자신의 신체적 구조 그리고 자신의 삶의 구체적 현장을 벗어나 있는 것은 아닐 것이다. 프로이드가 강하게 지배했던 남성 우월주의적인 초창기 정신분석의 분위기에서 그 자신 여성으로서 왜곡된 여성관을 정신분석적 관점에서 바로 잡기 위해 고군분투한 점은 높이 평가받아야 하는 점이라고 생각된다. 또한 그의 이런 생각이 단순히 이론적인 것이 아니라 자신과 자신의 환자에서 온 풍부한 임상 경험에서 나온 것이라는 점을 다시 한 번 염두 해 두어야 할 점이라고 생각된다. 이런 점과 함께 개략적이나마 호나이가 어떤 시대 환경 속에서 지냈는가를 보는 것은 사상을 이해하는 데 일조를 할 것이라고 생각한다.

카렌 호나이의 인생에 대해 더욱 자세히 알고 싶으신 분은 참고문헌에 있는 Susan Quinn의 저서를 보길 바란다(역자가 소장하고 있으므로 보고 싶으신 분은 연락 주십시오). 그리고 미국의 호나이 연구소에서 정신분석 수련을 받은 박재선 선생님에게 감사드린다.

2007년 4월

이 성 동

목차

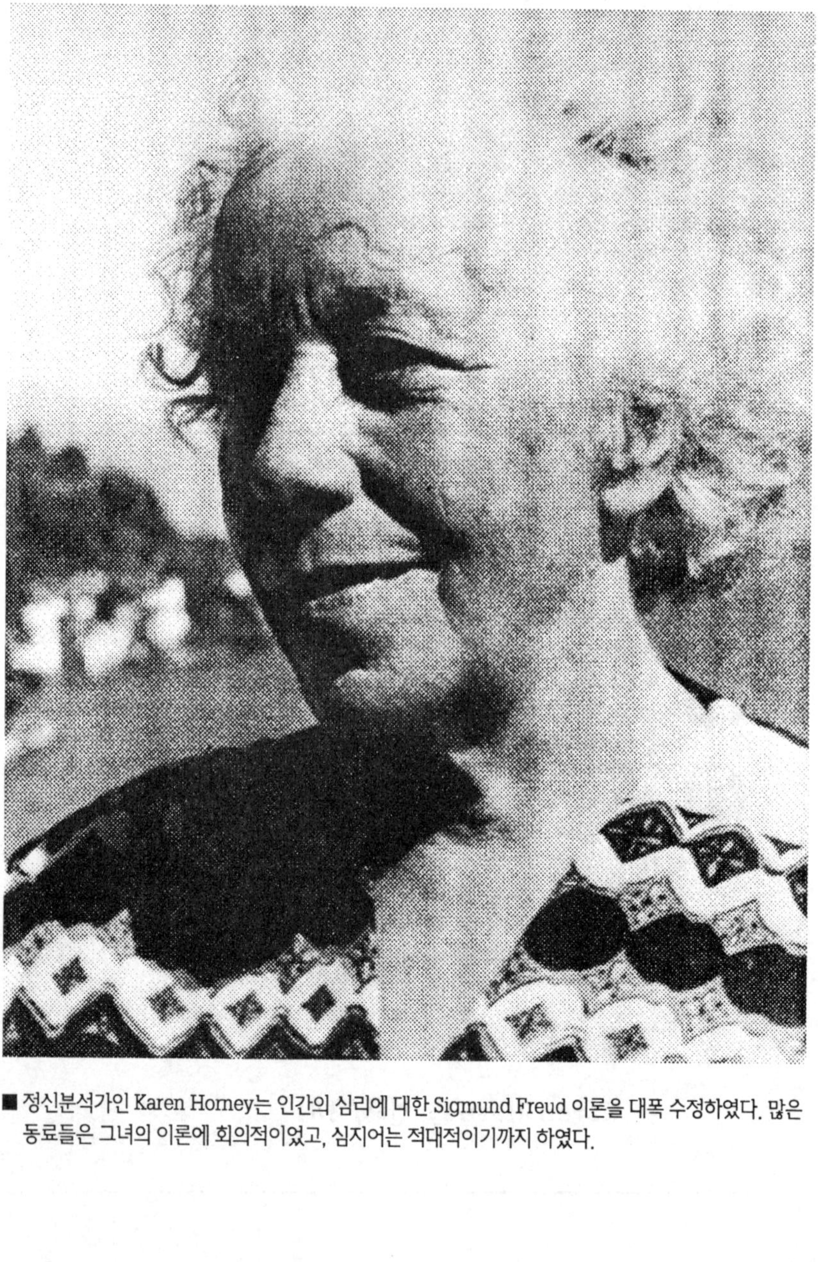

■ 정신분석가인 Karen Horney는 인간의 심리에 대한 Sigmund Freud 이론을 대폭 수정하였다. 많은 동료들은 그녀의 이론에 회의적이었고, 심지어는 적대적이기까지 하였다.

제1장

"새로운 방법들"

1941년 4월 29일 저녁, 뉴욕정신분석 협회의 회원들은 연차 모임을 위해 모였다. 60명의 과학자들은 인간 심리의 과감한 새 이론인 *정신분석*을 미국에 도입한 선구자들이었다. 10년 간의 투쟁으로 정신과의 이 풋내기 분과는 미국 의학계에서 점점 존경을 받고 있었다. 이제 뉴욕 그룹–이 그룹은 이런 노력에 주도적 역할을 한 사람들이 포함되어 있었다–은 다가올 한 해에 해야 할 일을 결정하고자 모였다. 학회의 연구 교육을 지도 감독할 공식 임원을 지명한 다음 협회 회원 중의 한 사람으로부터 보고를 받았다.

그레고리 질보그 박사(Dr. Gregory Zilboorg)는 젊은 정신 분석가들의 교육을 감독하고 있는 위원회의 의장이었다. 그는 3주전 위원회에서 넘겨진 결의안을 읽었다. 그 결의안에서는 정신분석의 창시자인 시그문트 프로이드의 이론만을 가르치는 것이 중요하다는 것을 역설하고 있었다. 위원회에 따르면 학생들은 기본 원리를 완전히 배우기 전에는 프로이드의 생각을 비판하는 것에 노출되어서는 안 된다고 주장하였다. 또한 위원회는 정신분석을 변화시키려는 대부분의 시도는 가치가 없고, 단지 정신분석의 초심자들을 잘못 인도할 뿐이라고 말하였다. 그 보고서는 계속 주장하기를 위원회 교수 중의 몇몇 사람이 그런 “순수하지 못한” 이론을 가르치는 데 책임이 있다는 것이었다. “카렌 호나이 박사의 출판물과 논쟁들은 이런 점에서 바로 그 한 경우이다” 라고 질보그 박사는 선언하는 것으로 결의안의 핵심에 도달하였다. “그리하여 교육 위원회는 카렌 호나이(Karen Horney) 박사의 지위를 지도 교수(Instructor)의 지위에서 강사의 지위 (Lecturer)로 강등시키는 것을 결의하고, 이 결의는 올해 말부터 효력을 발생한다.”

카렌 호나이(Karen Horney, 즉 pronounced *horn-eye*)는 바로 그 장소에 자신의 동료들과 함께 앉아 있었다. 그녀는 공격에 분개하였고 자신을 강등시키려고 하는 움직임에 모욕감을 느꼈다. 그녀는 지그문트 프로이드(Sigmund Freud)의 고향인 오스트리아와 독일의 접경 지역에서 태어나서 교육을 받았고 그 후 정신분석 훈련을 받은 초창기 임상 의사들 중의 한 사람이었다. 그녀는 현재의 정신분석가 교육 방법들을 개선하는 데 일조하였고 지반을 흔들만한 정신분석적 심리 연구를 주도하였다. 1932년 일리노이주의 시카고에서 창립한 미국 정신분석 연구소의 창립 회원인 카렌 호나이는 미국에서 가장 경험 많은 정신분석가 중의 한 사람이었다. 그러나 정신분석 이론에 대한 그녀의 대담한 비판은 프로이드 이론은 더 이상 변경될 필요가 없는 이론이라고 생각하는 사람들을 분노하게 만들었다. 이제 호나이는 학회에 모인 분석가들-그들의 대부분을 그녀가 훈련시켰다-이 그녀가 정신분석과정의 신입생에 대한 교육을 계속하도록 허용해야만 하는가 하는 문제를 토의하는 것을 멍한 침묵 속에서 듣고 있었다.

호나이의 지지자들은 이 안건이 투표에 붙여지기 전에 안건 자체에 강하게 반대하였다. 투표 결과는 정신분석 협회내의 깊은 분열을 드러내고 말았다: 29명의 위원이 기권하였다. 왜냐하면 그들 대부분은 호나이가 자신의 이론을 발전시키고 가르칠 수 있는 권리를 지지하였지만 너무나 소심하여 협회의 제안에 반대표를 던질 정도로 리더십에 도전하지는 못하였다. 투표를 한 사람 가운데 24명은 호나이를 강등시키는 움직임에 찬성을 표시하였다. 그리고 7명은 반대하였다. 그리하여 호나이는 경험 있는 분석가 대상의 강의는 계속할 수 있었지만, 정신분석 신입생들을 더 이상 가르칠 수는 없게 되었다.

호나이는 자신이 논쟁의 초점이 되는 것에는 이미 익숙해져 있었다. 그러나 이번 결정은 그녀로서는 받아들이기 어려웠다. 그녀를 두려워하는 사람들, 그리고 그녀를 분개시킨 사람들은 복수심에 가득 찬 행동을 하였다. 이에 대해 그녀가 할 수 있는 것은 단지 한 가지 방법 밖에 없었다. 침묵에 휩싸인 학회가 주시하는 가운데 품위 있고 미리가 희끗희끗한 한 의사가 자리에서 일어나, 한 마디 말도 없이 천천히 복도를 따라 걷다가 문밖으로 나왔다. 동료 중 4명이 그녀를 따랐고, 뉴욕 정신분석협회의 말없는 회원들은 뒤에 남겨 두었다. 그 저녁 이전에는 아무도 그렇게 극적인 방법으로 뉴욕 정신분석 협회의 어떤 조치에 대해서도 감히 항의할 수 없었다. 호나이의 동료 중 한 사람인 해롤드 켈만(Harold Kelman)에 따르면 그 날 저녁 이후로 "하나의 운동으로서 정신분석은 결코 동일한 것은 아니게 되었다."

1941년 4월 29일의 사건은 거의 2년 동안 학회를 들끓게 하였던 전투의 정점을 보여주는 것이었다. 1939년 여름 호나이는 자신의 두 번째 저서인 *정신분석의 새로운 방법들(New Ways in Psychoanalysis)*을 출판하였다. 프로이드 이론의 강점과 약점에 대해 과감히 평가하면서, 정신분석의 많은 중심 전제들이 과연 옳은가 하는 데 의문을 표시하였다. 호나이는 그 책이 많은 분석가들을 격노시킬 것이라는 것을 알았다. 비록 그녀가 서론에서 "이 책의 목적은 정신분석의 잘못된 점을 보여주고자 하는 것은 아니다"라고 설명하였지만 말이다. 정말로 그녀는 20세기 심리학을 혁명화 시킨 프로이드의 많은 개념들, 생각들이 아주 뛰어나다는 것을 인정하였다. 그러나 호나이는 정신분석 이론에 결점이 있다고 느꼈고, "논쟁적 요소들을 제거하여, 정신분석을 최고조의 가능성에까지 도달시킬 수 있기를" 희망하였다.

정신분석의 새로운 방법들이란 저서에서 그녀는 프로이드 이론의 근본 원리들 하나하나를 각 장에서 검토했다. 어떤 장에서는 유용하다고 생각되는 정신분석 개념들을 확인하고 설명하면서 밝혀

나갔다. 예를 들면 정신의 전개 과정은 일정한 규칙을 따르는 것이지, 되는 대로 일어나는 것은 아니라는 점과 무의식적인 정서적 동기가 인간 행동의 대부분을 결정한다는 프로이드의 생각에 동의하였다. 그러나 호나이가 프로이드 생각의 상당한 부분을 받아들였음에도 불구하고, *정신분석의 새로운 방법들*이라는 저서는 정신분석 사회를 뒤흔들어 놓았다.

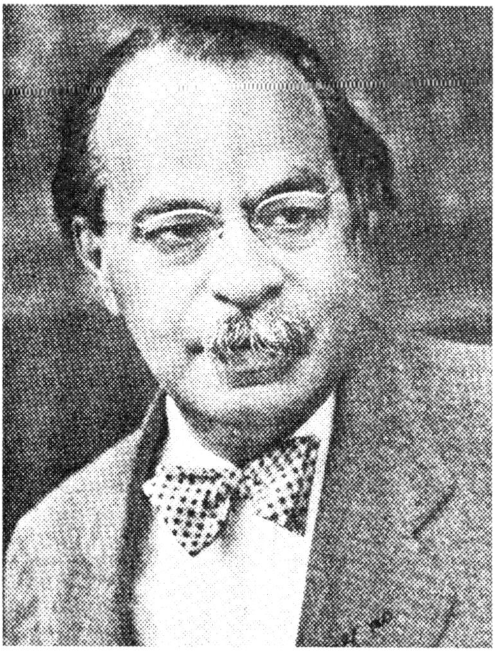

■ Gregory Zilboorg. 뉴욕 정신분석협회 시절 Horney의 동료 중 한 사람이었다. 그는 반역하는 분석가들은 교육 자격을 박탈해야 한다고 주장하였다.

어쨌든 호나이는 "정신분석의 근본을 훼손시킨다"는 비난을 받았다. 왜냐하면 그녀는 태연하게 정신분석 이론의 많은 중심 지주들이 갖는 결점들을 지적하였기 때문이었다. 예를 들면 프로이드는 외디프스 콤플렉스(Oedipus Complex) – 아이들이 반대성의 부모에게 갖는 성적인 감정 – 가 어린이 인격 발달에 핵심적인 역할을 한다고 주장하였다. 반면에 호나이는 외디프스 콤플렉스는 어린이가 사랑을 받는다는 느낌의 문제보다 덜 중요하다고 주장하였다. 또한 호나이는 모든 사람이 파괴 본능을 갖고 태어난다는 프로이드의 개념에 동의하지 않았다. 프로이드는 인간의 폭력 경향이 자기파괴를 향한 태생적 본성인 *타나토스 (Thanatos)*에 뿌리를 두고 있다고 생각한 반면 호나이는 "우리들이 다른 사람에게 상처를 주고 죽이고 싶은 감정을 느낀다면, 그것은 우리들이 위험에 처하거나, 모욕을 받거나, 이용당했을 때이거나 그런 느낌을 받기 때문"이라고 주장하였다.

계속해서 호나이는 프로이드 개념들을 검토하였고, 그리고 자신의 대안을 펼쳐 보였다. 그녀는 나름대로의 독특한 생각을 도입하였을 뿐만 아니라, 정신분석 이론에서 기초가 되는 몇 가지를 의문에 부쳤다. 예를 들면 프로이드는 모든 심리적 문제, 이것을 *신경증 (neurosis)*이라고 불렀는데, 이 모든 심리적 문제의 원천은 육체적 본능을 만족시키고자 하는 욕구와 그런 충동을 조절하고자 하는 시도에서 생기는 내적인 갈등이라고 주장하였다. *정신분석의 새로운 방법*들이라는 저서에서 호나이가 주장한 가장 혁명적 이론은 이런 프로이드의 주장 대신 신경증은 인간관계의 스트레스에서 생긴다고 말한 것이었다. 그녀는 이런 장애가 가장 의미심장하게 일어나는 시기는 어린 시절이라고 하였다. 그 이유는 어린 시절에 일어나는 인간관계의 장애가 성인의 *신경증적 경향* (neurotic trends)의 틀을 결정하기 때문이다. 환자의 치료 경험에 근거하여 호나이는 다음과 같은 결론을 내렸다. 즉 정서적으로 힘든 어린 시절은 *기저 불안*(basic anxiety)을 형성하게 된다. 호나이는 이 기저 불안을 "세상을 적대적으로 받아들일 가능성이 있는 깊은 무력감"이라고 정의하였다. 이 기저 불안이 성인기 때까지 지속되어 여러 가지 신경증적 경향을 작동시키게 된다.

새로운 방법들이란 저서는 프로이드의 근본 개념 즉 불변의 냉혹한 내적 과정들이 전적으로 정신생활을 결정한다는 개념을 거부해 버리면서 정신분석 이론을 뿌리부터 흔들어 버렸다. 호나이는 본능 욕구의 중요성은 받아들였지만, 그러나 외적인 요소들–즉 사람들과의 관계–이 인간 감정의 드라마에서 중심적인 역할을 한다고 선언하였다. 이 이론은 근본적으로 두 가지 함축된 의미를 갖고 있다. 개개 문화는 사회적 상호작용을 위해서 나름대로의 규칙을 갖고 있기 때문에 신경증의 원인은 개개의 문화마다 다른 데서 나온다고 호나이는 지적하였다. 또한 문화마다 구성원들이 어떻게 행동하기를 기대하는가에 차이가 있기 때문에 각 문화의 신경증은 그 모습이 다양하다. 예를 들면 어떤 문화에서는 환각을 가진 사람은 미쳤다고 하지만, 또 다른 문화에서는 그 사람을 하늘로부터 재능을 받

은 것으로 간주한다.

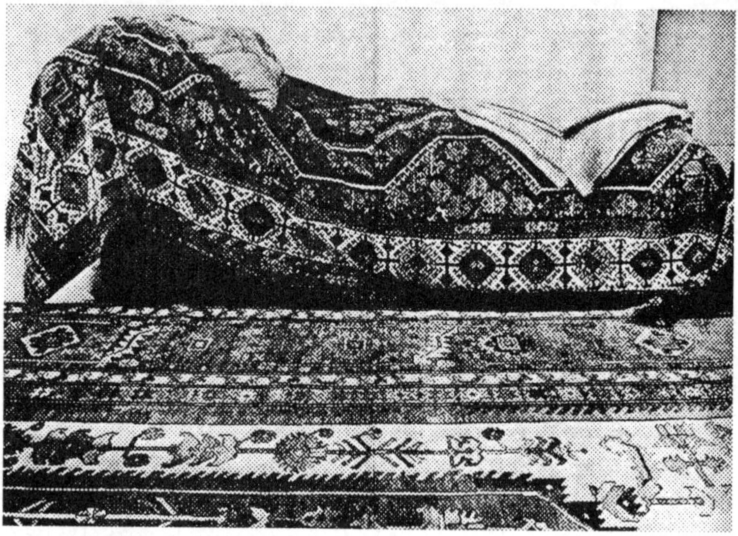

■ 정신분석치료의 창시자인 Sigmund Freud가 면담 치료시 사용한 카우치 (couch). Freud의 Vienna 시절 환자들은 이 카우치에 누워 자유 연상을 하였다.

호나이가 자신의 이론에서 도출한 중요한 두 번째 결론은 프로이드가 시사한바 즉 신경증적 개인은 지속적으로 혼란된 내면의 삶을 받아들일 수밖에 없다는 개념을 거부한다는 것이다. 그녀의 관점에서는 인간은 자신의 삶을 지배하고 있는 기저 불안과 신경증적 경향을 극복할 힘과 의지를 갖고 있다—이렇게 극복하기 위하여 그들에게 필요한 것은 훈련받은 전문가의 도움이다. 사람들을 정신적인 건강으로 인도하기 위해서는 프로이드가 제시한 것보다 더 인간적이면서 덜 경직된 "과학적" 접근을 취해야만 한다고 주장하였다. 호나이에 따르면 분석가가 해야 할 일은 "환자가 자신의 본능을 지배하도록 도와주는 것이 아니라, 자신의 '신경증적 경향'을 자기 나름대로 잘 처리할 수 있을 정도까지 불안을 줄여주는 것이다." 이것을 이루기 위해서는 분석가는 환자 치료에 더욱 능동적인 역할을 해야 한다고 썼다. 전통적인 분석가들은 종종 환자가 *자유연상*을 하고, 환자 자신들에게 관련된 모든 것을 말하는 동안 거의 침묵을 지키며 앉아있었다. 환자가 말하고 난 다음에 분석가들은 프로이드 학파의 용어로 말하자면 환자들이 말한 것이 내면의 어떤 측면을 드러낸 것인지에 대한 전문적 분석(technical analysis)을 하였다. 호나이는 분석가는 자유 연상 과정에서 질문하고, 암시를 던져가면서 개입해야만 한다고 주장하였다. 그녀는 분석이라는 것은 자기 인식의 길 일 뿐만 아니라, 실제적인 충고와 지침의 원천일 수 있다고 말하였다.

그러므로 ***정신분석의 새로운 방법들***이란 저서에서 호나이는 프로이드 정신분석 이론의 몇 가지 본질적인 생각과 이에 따르는 많은 부가적인 점들을 거부하였다. 그녀의 책은 의학과 지적 사회 등 많은 방면에서 지지를 받았지만, 정통 정신분석가들의 분노를 초래하였다. 호나이를 헐뜯는 몇몇 사람들은 그녀가 프로이드를 오해하고 그리고 멋대로 프로이드의 사상을 왜곡하였다고 비난하였고, 또 다른 어떤 사람들은 프로이드의 이론을 더욱 심화시키려는 그녀의 시도를 건방진 것이라고 비난하였다. 그러나 호나이가 관찰한 것은

"점차적으로 발전시킨 프로이드의 이론 체계는 나름대로 잘 확립되어 있기 때문에 어떤 사람이 한번 그 이론들에 둘러싸여 버리면 프로이드의 생각을 벗어나서 어떤 사실들을 주목하는 것이 어렵다는 사실이었다" 이런 사실을 알고 있었던 그녀는 경직된 프로이드 추종자들이 아무 논란 없이 그녀의 이론을 받아들여줄 것이라고는 기대하지 않았다. 그렇지만 과학적 동료들이 적어도 한편에 치우치지 않고 공정하게 청취해줄 것이라고 희망하였다.

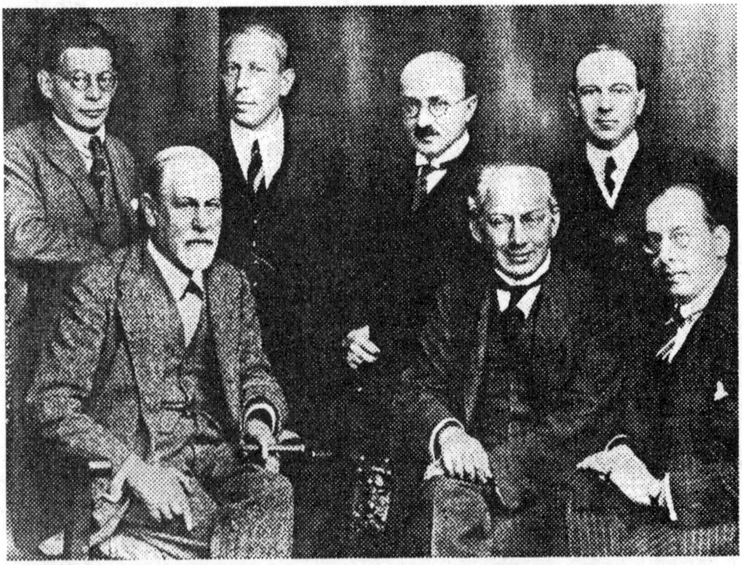

■ Horney의 독립 선언은 Freud (손에 담배를 들고 있는 사람)와 그의 추종자들을 격분시켰다. 유명한 추종자들 중에는 Otto Rank (윗줄 왼쪽), Ernest Jones (윗줄, 오른쪽), 그리고 Sándor Ferenczi (앞 줄의 중간) 들이 있었다.

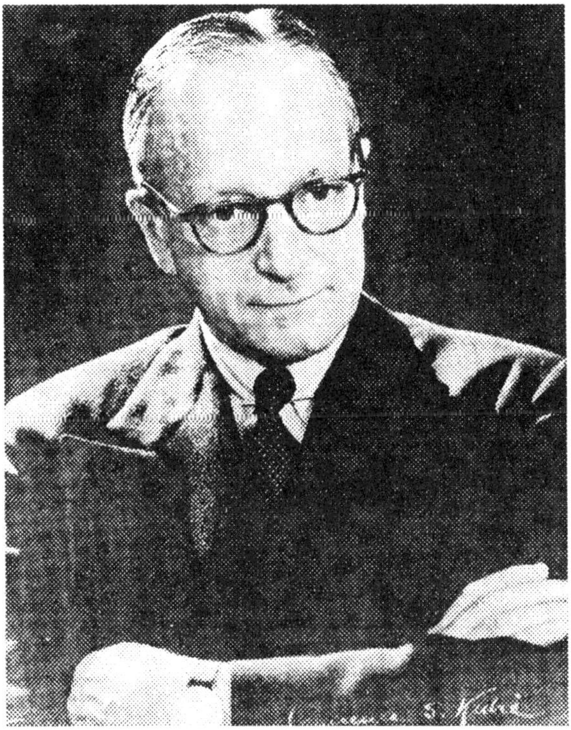

■ Lawrence Kubie. 뉴욕 정신분석협회 회장. Horney의 이론을 인정하지 않았다. 그는 그녀의 이론이 "진보"라는 것은 "착각"이라고 조롱하였다.

다양한 견해를 참지 못하는 정신분석 사회는 자유분방한 사고를 하는 호나이에게 고통을 주었다. 이론적 문제에서는 비록 서로 일치하는 않는 과학자라고 할지라도 여전히 우호적이고 건설적인 전문 직업적인 상호 관계는 유지할 수 있을 것으로 호나이는 믿었다. 그러나 1939년 뉴욕의 밖에서 일어난 사건으로 인해 많은 정신 분석가들은 정신분석 이론을 수정하려는 어떤 시도에 대해서도 분노를 드러내었다. *새로운 방법들*이란 책이 나왔을 때, 노쇠한 지그문트 프로이드는 나치 치하로 떨어진 조국 오스트리아를 떠나 영국 런던에 머물고 있었다. 거기에서 그는 1939년 9월에 그의 목숨을 앗아간 고통스러운 말기암을 견뎌내고 있었다. 그 1939년 9월은 호나이의 출판이 있은 바로 몇 달 후였다.

프로이드의 충성스러운 제자들은 호나이가 과학적 이단이라는 것뿐만 아니라, 망명하여 죽어가고 있는 천재에게 무신경한 과오를 범했다고 책망하였다.

책이 출판되고 난 후 호나이는 프로이드 주의자의 연구소에서 자신의 견해를 피력하는 것이 점차로 어려워지고 있다는 것을 알게 되었다. 연구소의 책임자 로렌스 큐비(Lawrence Kubie) 박사는 프로이드와 일치하지 않는 견해를 참아내지 못했다. "분석이 여러 가지 미명하에 예를 들면 진보, 절충, '과학적' 작업, 그 외의 착각으로 분석의 몇 가지 가장 근본적 개념을 희석시키고 거부하는 것은 위험하다"라고 말하였다. 미국에서 정신분석 치료를 하고 있는 많은 다른 정신분석가들처럼 큐비는 정신분석을 과학적 집단의 비판으로부터 방어하기 위해－바로 그때 인정을 받아가는 중인－프로이드 이론의 "과학적 순수성"을 유지해 나가는 것이 필요하다고 생각하였다.

"과학적 순수성"을 위해서 큐비는 연구소의 강사들과 학생들이 프로이드의 이론에서 벗어나지 않는가를 예의 주시하였다. 연구소

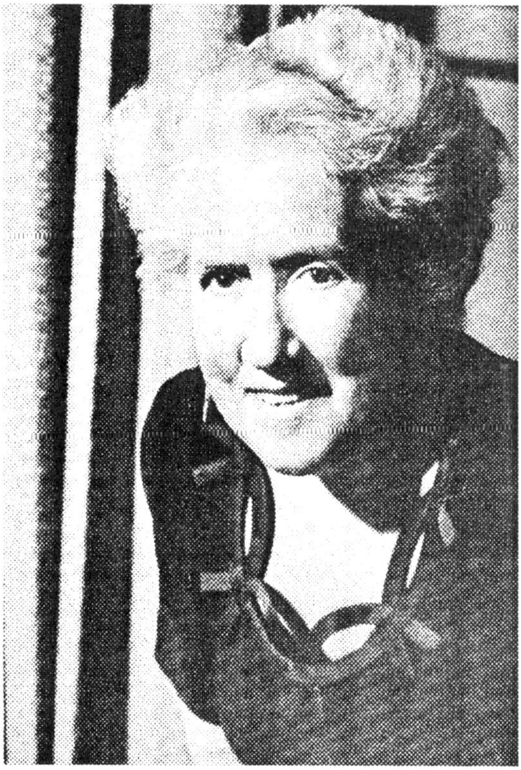

■ Clara Thompson. 그녀와 Horney는 1941년 4월 학회 회의에서 걸어나오 전에 이미 새로운 정신분석 학회의 구성을 고려하고 있었다.

의 학생들이 필수 커리큘럼이 더욱 확장되어야만 한다는 것, 그리고 호나이가 지도하는 과정이 추가되어야 한다고 제안했을 때, 큐비는 그들의 요청을 거절하고, 연구소의 학생 활동에 더욱 엄격한 기준을 설정하였다. 호나이는 계속해서 학생들에게 도움을 주었지만, 그녀의 지도 아래 논문을 썼던 학생들이 그녀의 이론에 어떤 관심이라도 보이면 아주 엄한 점수를 받았다. 학생들은 연구소의 강요된 과학적 획일성에 대해 불평하기 시작하였다.

뉴욕 정신분석 협회의 이전 책임자인 데이비드 레비 박사(Dr.David Levy)는 연구소의 분위기가 훼손되어가고 있다고 생각하였다. 교수들 간의 불일치로 인해 학생 교육이 고통 받고 있는 점에 관심을 표명한 레비 박사는 1941년 2월 연구 조사를 시행하였다. 그는 110명의 연구소 학생들에게 학문적 자유에 대한 의견을 물었다. 그 연구 결과는 혼란스러웠다. 연구 조사에 임한 학생들 3분의 1은 자신들은 연구소의 지도자가 받아들이는 그런 정신 분석적 관점만을 배우도록 압박감을 받는다고 말했다. 다른 관점의 정신분석 이론을 탐구하는 학생들은 교수 요원들이 자신들의 공부 방향을 바꾸라고 위협하였다고 보고하였다. 호나이처럼 정통적이지 않은 지도자와 함께 공부하는 학생들에게 다른 교수 요원들은 졸업하지 못할 것이라고 규칙적으로 경고하였다는 것을 상기시켰다.

레비는 연구소의 학생들이 관심 있는 어떤 이론이라도 공부할 수 있는 자유를 더 이상 느끼지 못하고 있다는 데에 대해 두려움을 느꼈다. 연구소의 집행자들과 정통적인 교수들로 인해 학생과 선생 사이에 독립적으로 사고하는 것이 중단되는 듯이 보였다. 학문의 자유가 촉진되어야 한다는 주장이 일었지만 연구소는 한 가지 틀 속에서 정신분석자들을 찍어내는 공장과 닮아가기 시작하였다. 레비가 질보그와 교육 위원회에 자신의 연구 결과를 제출하자, 그들은 공손히 그 연구 결과를 받아들였지만 그러나 해방을 위한 그의 권고는 무시되었다. 위원회는 그들 나름대로의 한 가지 지침을 가지고 있었다. 그것은 호나이와 같은 비정통적 분석가의 관점에 학생들을 노출시키지 않는다는 것이었다.

큐비는 연구소 내에서 점증하는 소요를 진정시키기 위하여 호나이와 다른 "자유파"들에게 몇 가지 작은 제안을 하였다. 1939년 10월 ***정신분석의 새로운 방법들***이라는 저서가 나온 바로 직후 그는 호나이를 초대하여 뉴욕 정신분석 협회 회원들에게 그녀의 생각들을 제시하도록 하였다. 호나이는 그 제안을 받아들였다. 그러나 그 모임이 호나이와 반대자들 사이에 고함소리가 오고 가는 식으로 지리멸렬해 졌는데도 큐비는 그 논쟁을 조정하려고 하지도 않았고, 그리고 호나이가 자신의 이론을 설명하도록 허용하지 않았다. 그는 분명히 호나이가 의미심장하게 자신의 견해를 떠벌리게 할 의도가 없었던 것이다.

1939년 10월의 모임이 호나이를 절망시켰다면 1941년 4월의 회합은 그녀 자신이 직접 행동을 취하는 계기가 되었다. 교육 분석가의 지위를 박탈하기 위한 투표, 그리고 구역질 나는 강당을 걸어 나온 후 호나이는 자신과 함께 떠난 4명의 분석가들과 근처 술집으로 향했다. 자신들의 반항적인 행동 때문에 그들은 더욱 신이 났다. 호나이와 행동을 같이 했던 사람들 중의 한 명인 클라라 톰슨 (Clara Thompson)은 후에 그날 밤의 일을 "수 년 동안 나에게 일어났던 일들 중에서 가장 재미있고 흥분되었던 일"이라고 묘사하였다. 5명의 분석가들은 위험을 떠맡았고 자신들의 주장을 하였고 그리고 이제는 연구소의 견해에 일치해야 한다는 부담을 자신들의 어깨에서 내려놓았다. 반기를 든 동료들은 자신들의 미래를 위해 축배를 들었고 가능성으로 가득찬 듯이 보였다. 수개월 동안 호나이와 톰슨은 새로운 연구소를 출발시키는 문제의 가능성에 대해 논의하였다. 이제 배교자들은 뉴욕 정신분석 협회와 연구소를 사임하기로 마음먹고 그들 자신의 정신분석 조직을 형성하였다.

호나이와 그의 친구들은 술집에서 나와 손을 맞잡고 5번가 거리를 환호를 하면서 행진하였다. 연구소로부터 해방된 것을 축하하기 위해 그들은 고무적인 영가를 불렀다. 이 영가는 호나이가 좋아하는 것 중의 하나였다:"가라 모세여/ 이집트 땅으로 내려가라/ 늙은 파라오에게 말하라/ 내 백성들을 가게 하라고." 호나이는 "늙은 파라오"–독재적인 정신분석 협회–에게 그녀의 "백성"–변혁적인 분석가들–을 가게 하라고 말했다. 결국 그녀는 자유의 몸이 되었다.

그녀의 앞 뒤에 놓여 있는 힘든 세월에도 불구하고 카렌 호나이는 정신분석의 역사에 지울 수 없는 발자취를 남기는 데 성공하였다. 그녀의 새로운 정신분석 연구소는 그녀의 이론에 따라 젊은 분석가들을 훈련할 수 있었고, 그녀는 계속하여 자신의 생각을 책으로 출판하여 과학자들뿐만 아니라 자신의 문제를 해결하고자 하는 사람들이 읽을 수 있게 하였다. 수백 수천의 사람들의 삶이 카렌 호나이의 정신분석 작업에 영향을 받을 것이다.

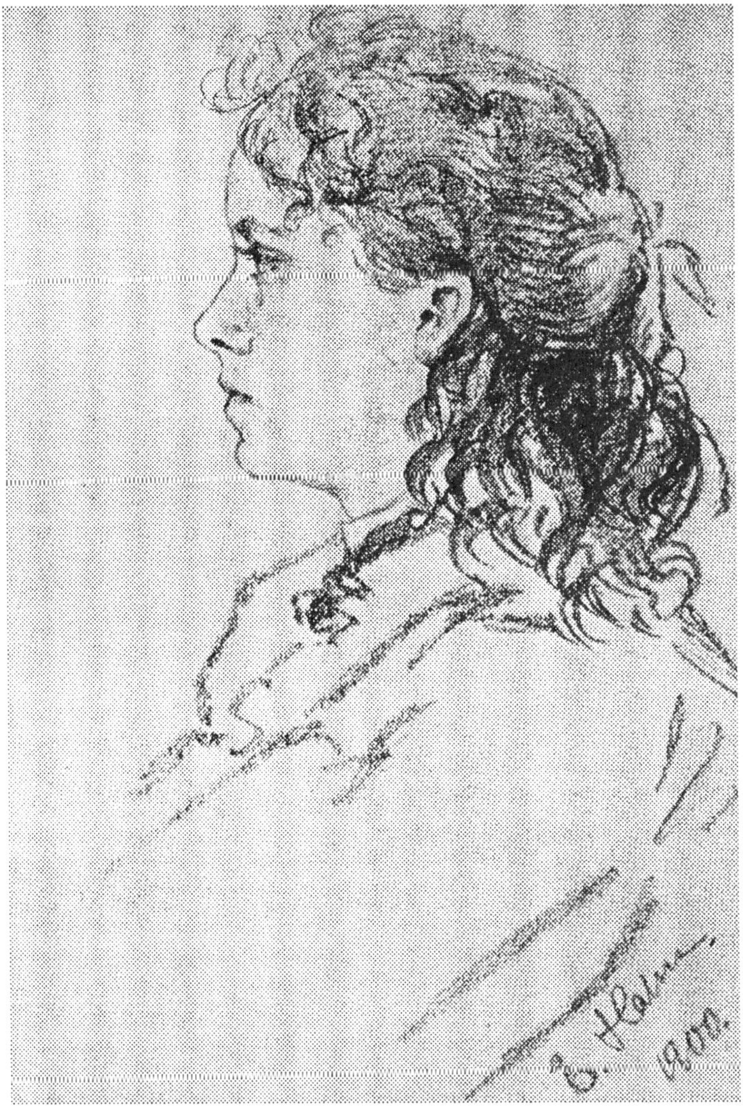

■ 별로 행복하지 않은 집안 분위기에서 자라난 Karen Danielson은 학교 공부, 우정, 그리고 "영혼의 미묘한 떨림"에 귀를 기울이는 데 즐거움을 느꼈다.

제2장

"관습에서 너를 자유롭게 하라"

1885년 9월 15일 클로틸드 마리 판 론젤렌 다니엘슨(Clothilde Marie van Ronzelen Danielsen)은 독일의 아일벡(Eilbek) 지방에서 카렌 클레멘티나 테오도라 다니엘슨(Karen Clementina Theodora Danielsen) (역자 주: 정신분석가가 된 카렌 호나이를 말함)이라는 딸을 낳았다. 4살된 오빠 베른트(Berndt)와 다른 친척들은 카렌이 이 세상에 나온 것을 환영하였지만, 그러나 그녀를 환영하여 줄 아버지는 가까이 있지 않았다. 노르웨이 출신의 선장인 아버지 베른트 헨릭 박켈스 다니엘슨(Berndt Henrik Wackels Danielsen)은 출생 2달 후의 유아 세례식에서 자신의 어린 딸을 만날 수 있었다. 그때 그는 남미의 케이프 혼(Cape Horn)을 돌아서 항해하는 지루하고도 위험한 항해에서 돌아왔던 것이다.

카렌 다니엘슨이 태어난 당시에는 아일베 지방은 독일의 큰 항구 도시인 함부르크의 교외에 있었다(이후 함부르크가 확장되면서 그

시의 일부로 편입되었다). 높다란 배는 북해를 떠나 엘베강 도크로 형성된 항구로 들어왔고, 세상 여기저기의 물건들을 가져왔다. 아일벡 지방의 많은 부유한 사람들은 함부르크의 활기찬 해상 무역에서 자신들의 생활을 유지하였다. 카렌의 어린 시절 동안 산업이 점점 활발해져 가면서 그 조그만 도시는 성장하였다. 카렌과 그의 오빠 베른트는 숲이 많은 공원에서 함께 놀았고 넓고 잘 꾸며진 가구가 딸린 아파트에서 어머니의 사랑스런 보살핌을 받았다. 그들은 아버지를 자주 보지는 못하였지만, 그의 존재는 집안을 지배했다.

모든 사람에게 박켈이라고 알려진 베른트 헨릭 박켈스 다니엘슨(Berndt Henrik Wackels Danielsen)은 거대한 상선 회사에서 선장의 위치에까지 오른 엄격하고 종교적인 사람이었다. 유럽과 남미 사이를 항해하였기 때문에 그 당시에는 6개월 동안 바다 위에 머물러 있어야 하였고, 따라서 아이들과 거의 접촉할 기회가 없었다. 카렌과 베른트는 이런 상황을 좋아하였다. 왜냐하면 박켈은 집에 있을 때 독재자로 군림하였기 때문이다. 엄격한 복음주의 루터파 신도인 박켈은 자신과 다른 의견을 참지 못하였다. 배의 선장으로서 복종을 강요하였고, 그것을 아무 의문 없이 받아들이는 것에 익숙해져 있었다. 아내와 아이들에게 폭발적으로 분노하면 종종 성경책을 집어던지곤 하였고, 이로 인해 아이들은 그에게 “성경 집어던지는 사람”(der Bibelschmeisser; the Bible thrower)이라는 별명을 지어주었다.

카렌의 어머니 “손니 (Sonni)” 또한 남편이 오랫동안 부재중인 것을 감사하게 여기고 있었다. 그녀가 28세일 때 44세인 박켈과 결혼하였다. 이 결혼으로 당시 19세기의 여성들이 가장 두려워하던 운명인 미혼인 채로 혼자 살아가는 것을 카렌의 어머니는 피할 수 있었다. 바다에서 거둔 남편의 성공으로 인해 자신과 아이들에게 편안한 삶을 제공해 주었지만 그녀의 결혼 생활은 거의 처음부터 처량하였다. 손니는 네덜란드-독일계 출신으로서 그녀의 신분은 남편의 신분보다 사회적 지위가 훨씬 높았다. 그리고 그녀가 깨닫게 된 것은 남편이 자신의 문화적 세련됨과 자유의 도덕성에 대해 무심하다는 것이었다. 더욱 좋지 않았던 것은 남편의 이전 결혼에서 태어난 장성한 자식들이 그녀를 받아들여 주지 않았고, 박켈이 그녀에게 맞서도록 부추겼다는 점이었다. 그녀는 두 자식에게서 그녀가 찾을 수 있는 위안을 받았지만, 그러나 대부분의 시간은 질병에 시달렸다. 그녀는 우울증과 이에 부수되는 여러 가지 신체 질환으로 병들어 갔다.

카렌은 많은 시간 박켈을 끔찍해하고 원망하였지만 그를 사랑하였다. 그녀는 험난한 바다의 선장인 그의 용기를 숭배하였고 스릴에 넘치는 외국에서의 무용담을 열심히 들었다. 어린아이로서 카렌은 그녀의 강력한 아버지를 즐겁게 할 수 있는 모든 것을 다 하려고 노력하였다. 그러나 잘 생기고, 멋있고, 자기보다 나이가 많은 오빠가 아버지가 가장 좋아하는 사람이라는 것을 곧 깨달았다. 그녀는 지능과 재능을 소유하고 있었지만 여자의 고유 영역은 어린이, 부엌, 그리고 교회라고 믿는 남자에게는 이런 것은 아무 의미가 없었다. 다행히도 카렌의 어머니는 박켈의 철학을 공유하지 않았다. 손니는 상당한 정도의 교육을 받고 맹열하고 독립성이 강한 자신의 양어머니에 고무되어 카렌의 야망이 무엇이든 간에 그것을 추구하도록 격려하였다.

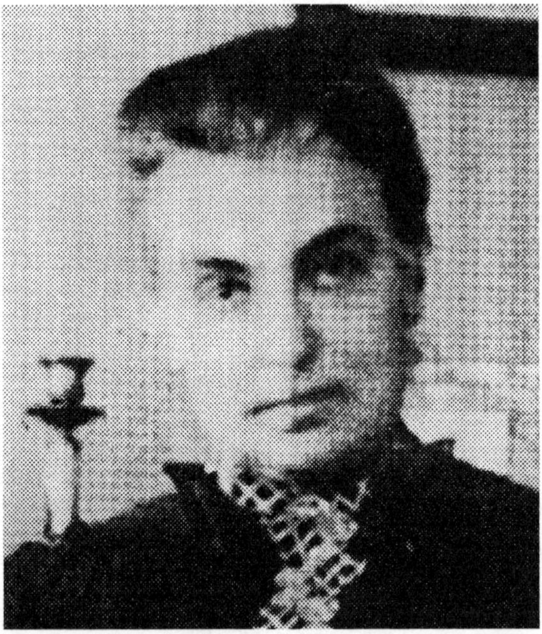

■ Karen의 어머니인 Sonni Danielson. 그녀는 자녀들을 사랑하였지만 종교적인 취향의 남편과는 별로 잘 지내지 못하였다. 지배적인 남편은 결혼 생활을 처참하게 만들었다.

카렌 다니엘슨은 유치원생으로서 학교에 처음 입학하였다.

Volksschule에서 적용한 적극적인 교육 방법 덕분에 카렌의 자연스런 호기심은 무럭무럭 자라났다. 그리고 학교의 허용적 분위기는 억압적인 집안 분위기에서 벗어나는 즐거움을 주었다. 그녀의 비범한 능력을 인정한 선생님들의 격려를 받은 카렌은 학교에 열심이었고 높은 점수를 받았다. 그녀는 점차 열광적인 독서광이 되어갔고 모든 종류의 책과 잡지들을 게걸스럽게 탐독하였다. 그녀가 가장 좋아하는 작가는 칼 메이(Karl May)였다. 칼 메이는 미국의 거친 서부시대의 이야기들을 썼던 사람이다. 수백만의 독일 어린이들처럼 카렌은 미국의 개척 지방을 여행하는 젊은 독일인인 셰터핸드(Shatterhand)의 이야기를 탐욕스럽게 따라갔다. 그녀는 특히 위네투 (Winnetou)에 관한 것을 즐겨 읽었다. 위네투는 셰터 핸드와 함께 피로써 형제애를 맹세한 고귀한 신분의 인디언 전사였다. 카렌은 위네투라는 별명을 얻었고, 그녀의 친구 게르트루드(Gertrude)("Tutti") 알보른(Ahlboren)와 함께 손가락을 찔러 피를 내는 그들만의 의식을 치르면서 피의 형제애를 맹세하였다.

카렌은 13세가 되자, 여자 수도원에서 운영하는 학교에 입학하였다. 칼 메이에 대한 매혹은 사라져갔지만 지식에 대한 목마름은 그렇지 않았다. 그녀는 바로 그 해에 일기를 쓰기 시작하였고 바로 그 서두에 다음과 같이 썼다. "나는 모든 새로운 것에 열광적이다" 카렌의 지적 호기심은 수도원 학교에서 자극받았다. 거기에서 그녀는 독일어, 불어, 역사, 종교, 수학, 화학, 그리고 지리를 배웠다. 그녀는 모든 과목에서 우수하였고 심지어 불어로 그녀의 친구 투티를 가르치기도 하였다. Volksschule의 선생님들이 그랬던 것과 같이 카렌의 선생님은 모든 학문적인 흥미를 육성하도록 그녀를 격려하였다. 그녀는 이것에 열광적으로 반응하였고 일기에 다음과 같이 썼다. 그녀는 "놀랄 정도로 학교에 가는 것을 좋아하였다."

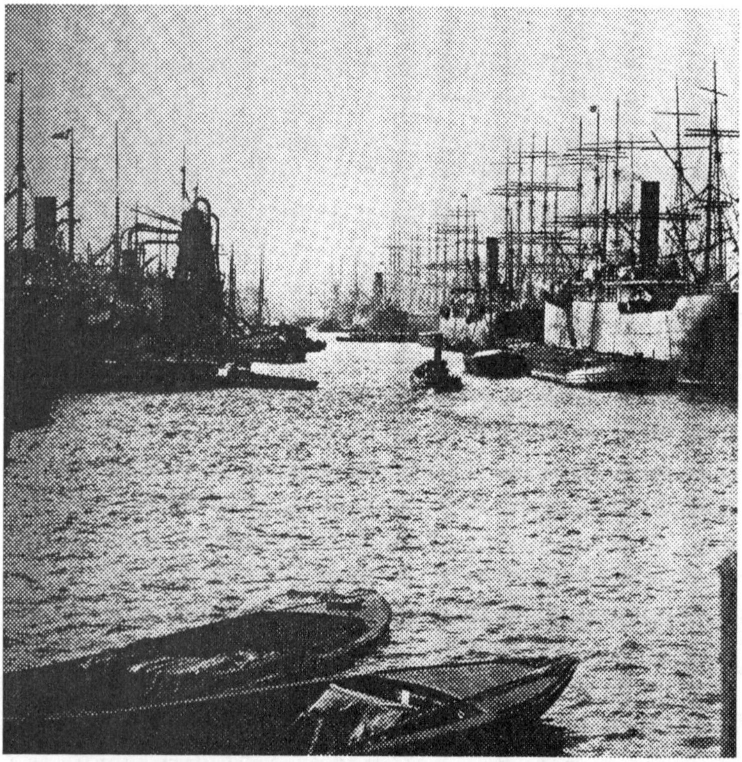

■ Karen의 어린 시절 거대한 돛단배들로 가득 채웠던 혼잡한 함부르크 항은 현대식의 증기선으로 대치되어 가고 있었다.

아마도 그녀가 자신의 공부를 즐겁게 했던 것과 마찬가지로 선생님들의 관심과 격려를 받는 것을 즐거워하였다. 당연히 그는 선생님들 중 특히 두 사람에게 홀딱 빠져버렸다: 슐체 (Schultze)라는 남자 선생님과 바닝(Banning)이라는 여자 선생님이었다. 그녀의 일기에서 역사와 종교 선생님인 슐체 선생님을 다음과 같이 묘사하였다. "하늘과 같은 존재, 즉 재미있고, 현명하고… 사랑스럽고, 강하고, 우리 학생들에게 관심을 갖고, 친절하고 등." 그 남자 선생님이 몸이 아팠을 때는 카렌은 이름을 밝히지 않고 포도주를 선물하였고 회복되었을 때는 꽃디발을 주었다. 그리고 그녀의 가족이 라인벡(Reinbeck)으로 이사를 하였는데, 바로 그 라인벡은 사랑스러운 선생님이 사는 곳 바로 근처였다. "슐체 선생님에 대한 그녀의 숭배는 확고하였다." 카렌은 자신이 방문할 수 있는 한 자주 선생님을 찾았다.

바닝 선생님을 카렌은 다음과 같이 썼다. 그녀는 "천사같고, 우아하고, 재미있고, 현명하고, 사랑스럽고… 다소 부끄러워하면서도 경쾌하고, 마치 예민한 식물과 같다." 카렌은 숨을 죽이고 불어 선생님의 교실에 매번 참여하였고, 한 번은 자신이 직접 조각한 나무 액자의 생일선물을 주기도 하였다. "나는 끔찍이도 그녀를 숭배하였다는 것이 두려울 정도이다." 그녀의 선생님들에 대한 연정이 점점 사라지기 시작하는 때가 된 15세의 카렌은 생각에 잠기면서 회상하였다. 그녀가 점점 나이가 들어 사랑을 찾기 시작하였을 때, 선생님들에 대한 연정은 점점 그 호소력을 잃어갔다. 그녀는 일기에서 자문한다. "아름다운 모든 것은 왜 나에게는 최고의 것이 아니고, 사랑도 아닌가!… 그래 나는 어머니, 베른트, 슐체 선생님, 바닝 선생님 등을 진심으로 사랑한다. 그러나 누가 나를 사랑하는가?"

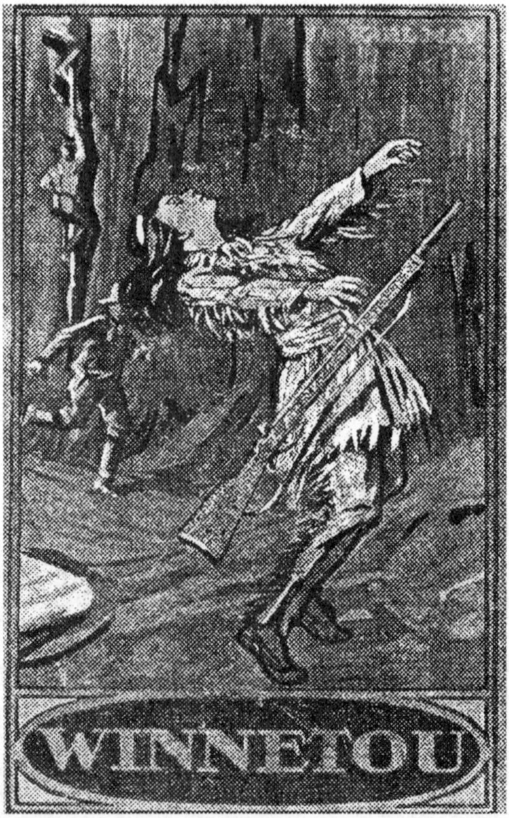

■ 어릴 때의 Karen은 독일 작가인 Karl May가 쓴 미국 서부의 이야기에 빠져들었다. 그 속에 등장하는 인물 중 그녀가 가장 좋아하는 주인공의 이름 Winnetou을 자신의 별명으로 삼았다.

로맨틱한 열망이 카렌의 마음을 흔들었던 반면, 종교적 의문은 그녀의 영혼을 흔들었다. 박켈 다니엘슨은 회의를 품은 딸이 교회에 규칙적으로 출석하고 15세가 되었을 때 견진 성사반에 들어가게 하였다. 다니엘슨이 다니는 교회의 목사이자 카렌 아버지의 절친한 친구인 니콜라이 폰 럭테쉘(Nikolai von Ruckteschell)은 박켈이 해석하는 식의 엄격한 기독교 교리를 가르쳤다. 부분적으로 럭테쉘이 아버지와 똘똘 뭉쳐있다는 이유 때문에 그 목사에 반감을 품으면서 카렌은 견진 성사의 가르침을 "지독히도 멍청한 것"으로 보았다. 그녀는 "단지 목사를 증오할 수만 있을 뿐이었다"라고 쓰고 있다. 그러나 다소간의 종교적 믿음을 느낄 수 있기를 바랐다. "나는 믿음을 갈망한다. 바위와 같이 탄탄한 믿음을, 그리하여 자신과 다른 사람에게 행복을 주었으면"이라고 자신의 일기장에 고백했다. 그러나 그녀의 견진 성사 이후 "견진 성사의 날은 나에게 축복의 날은 아니었다 – 반대로 그것은 대단한 위선의 날이었다"라고 썼다. 절대적인 진리로 제시된 생각들에 항상 의문을 던질 자세가 되어있었던 카렌은 결코 제도화된 종교를 받아들일 수가 없었다.

로맨스와 종교에 절망한 카렌은 에너지를 공부에 쏟았다. 거기에서 그녀는 계속 풍부해져 갔다. 그녀는 미래를 생각하고 자신의 교육과 직업에 대한 계획을 세우기 시작하였다. 13세 때 동네의 친절한 의사가 감기를 치료해준 그때부터 의학적 직업을 추구할 꿈을 꾸었다. 그녀는 "수년 간의 멋진, 그러나 힘든 공부와 일, 그리고 실병 치료를 통하여 인류에 봉사할 수 있는 것"을 상상하였다. 그러나 그녀가 성장함에 따라 카렌은 의사가 되기 위한 적절한 교육을 받을 수 없을 지도 모른다는 것을 알아차렸다. 19세기에는 대부분의 고등 교육은 독일 여성들에게 문을 닫고 있었다. 그리고 그녀는 또한 다른 장벽에 부딪쳐야만 했다: 그것은 아버지의 반대였다. 그렇지만 여전히 그녀는 그 당시 여성에게 주어진 삶에 자신을 맞출 수 없다는 것을 알았다. 그녀는 자신이 원하는 교육을 받을 수 있는 방법을 알아보는 데 착수하였다.

바로 몇 년 전이라면 카렌 다니엘슨은 독일에서 의사 준비를 하는 것이 불가능하다는 것을 깨달았을지도 모른다. 카렌 이전의 시기에 의사가 되었던 몇몇의 독일 여성들은 공부를 위해 자신의 나라를 떠나야했지만, 그러나 다행스럽게도 카렌에게는 그 상황은 변하고 있었다. 1890년대의 독일에 변화와 진전의 분위기가 밀어닥쳤다. 함부르크와 다른 주요 도시들은 산업 시대에 진입하였다. 증기선은 범선을 대치하였고, 전차는 마차를 대신하였고, 열차들이 독일 전 지역의 도시들을 연결하였다.

1871년까지 지금의 동독과 서독은 문화적으로는 유사하자만, 정치적으로 서로 독립된 공국으로 나누어져있었다. 그러나 1870년 프랑스와 독일의 전쟁으로 인해 공통된 목표로써 하나로 뭉치게 되었고, 독일 제국이라는 연합체로 나아갔다. 1871년 제국은 헌법을 채택하였고, 독일의 가장 큰 공국인 프러시아의 왕이 황제로 취임하게 되었다. 카이저 빌헬름 1세는 1871년 1월 18일 황제의 왕관을 쓰고 황제의 자리에 올랐다. 그의 손자인 빌헬름 2세는 1888년 독일 황제가 되었고, 독일을 세계 강국으로 만들기로 결심하였다. 독일의 국민적 자부심은 항상 강했지만, 시민들이 자신들의 통일된 국가의 빛나는 미래를 상상하면서 그 자부심은 더욱 강해져 갔다.

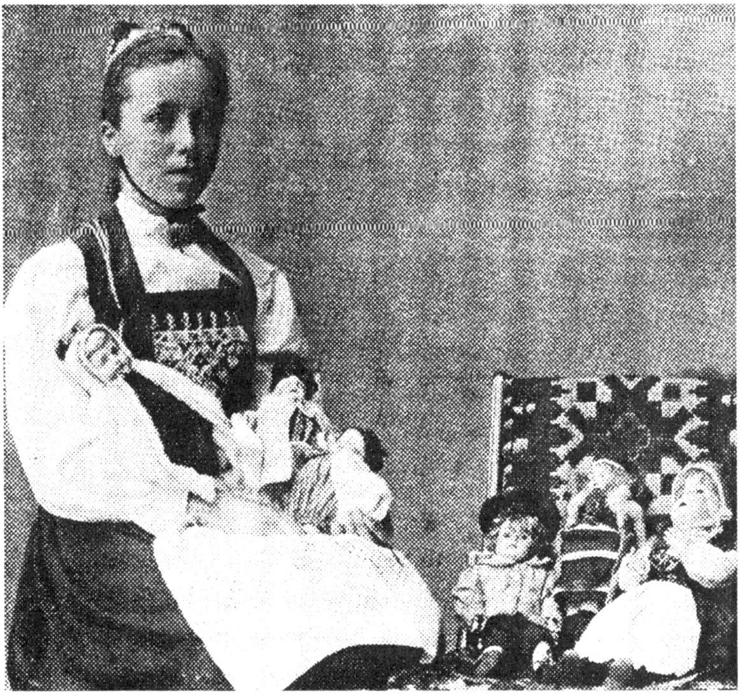

■ 독일 전통의상을 입고 있는 12세의 Karen이 인형을 모은 모습.

독일이 근대국가로 변형되어 가는 도중 여성의 권리 주장도 강해졌다. 독일 여성들은 아직 선거권이 없었고, 심지어 공공 회합에 참석할 수도 없었다. 그리고 결혼하면 자신의 재산과 수입을 남편에게 넘겨야만 했다. 더구나 그들은 대학에 들어갈 수도 없었고, 심지어 대학 예비 학교인 김나지움(Gymnasium)에 입학할 수도 없었다. 여성 조직들은 독일 여성들의 삶의 환경에 대해 발언하기 시작하였다. 그들이 주장한 제일 첫 번째 문제는 대부분의 여성들이 받고 있는 조악한 교육의 질적인 문제였다.

수도원의 학교와는 달리 젊은 여성들을 위한 많은 학교들에서는 중등, 고등반 여학생들을 전적으로 아내 그리고 어머니의 교육만 시켰다. 음악, 그림, 수예, 가정 경제, 그리고 일반적인 불어 교육, 이탈리아어 교육 및 영어 교육에 비하면 학문에 대한 교육은 이차적인 것이었다. 신문의 사설과 공공 집회를 통해 여성 권리 운동권자들은 여성도 남성과 같은 교육 기회를 받을 수 있다고 많은 독일 사람들을 확신시켰다. 그 결과 전통적인 여학생 교육 수준은 서서히 향상되어 갔다. 1894년에서야 여성들을 위한 첫 김나지움이 바덴(Baden)에서 문을 열었고, 몇 년이 지난 후 뒤이어 독일 전역의 많은 곳에서 문을 열었다. 결국 1900년에 여성들이 학위 취득을 위한 입학이 가능하게 되었다.

카렌은 김나지움이 문을 열었다는 소식을 들었을 때, “나는 즉시 여성들을 위한 김나지움에 달려가고 싶다. 내 머리 속에는 이미 나는 그곳에 있었다”라고 썼다. 그러나 박켈 다니엘슨은 그녀의 희망에 찬물을 끼얹었다: “나의 ‘고귀한 아버지’는 단 한 번에 어떠한 희망이라도 금지시켰다”. 그러나 그녀는 그렇게 쉽게 꿈을 포기하지 않았다. 일기에서 선언하기를 "그는 김나지움에 가는 것을 금할 수는 있어도, 공부하고자 하는 나의 소망은 그럴 수 없다." 그녀는 선생님이 되고자 집을 떠나서 일을 하고, 자신의 힘으로 의학을 공부하는 계획을 세웠다. 그러나 곧 그녀는 다른 방법을 택하기로 결심하였다. 1900년 12월 함부르크의 신문은 소녀들을 위한 첫 김나지움을 창설한다고 보도하였고, 카렌은 입학할 결심을 하였다. "나는 부활절에 거기 가기를 원한다. 아 멋지지 않은가!! 그러나 아버지는…"라고 썼다.

박켈 다니엘슨은 카렌의 김나지움 입학을 반대하였다. 왜냐하면 딸이 결혼하면 그 교육비는 낭비되어버리기 때문에 교육비를 지불하기를 원하지 않았다. 그러나 손니와 베른트 다니엘슨은 카렌의 편에 단단히 서서 교육비를 지불하라고 아버지를 설득하였다. 베른트는 새로운 학교에 대한 정보를 수집하여, 아버지에게 "여성 문제"에 대해 들은 것을 설명하였다. 그 강의는 젊은 여성들을 위해 김나지움을 추천하는 그런 내용이었다. 박켈은 카렌이 등록하는 것에 동의하였지만, 단지 그 조건은 카렌이 김나지움을 졸업하면 더 이상의 경제적 지원은 하지 않는다는 문서에 서명하는 것이었다. 그러나 아버지의 그런 인색함도 카렌이 자신의 일기장에서 "아 얼마나 행복한가, 나는!" 이라고 외치는 것을 막을 수는 없었다.

1901년 4월 1일, 카렌 다니엘슨은 함부르크에 있는 젊은 여성들을 위한 김나지움(Realgymnasium für jungen Madchen)에 입학하였다. 그날 아침 그녀는 반시간 걸려 기차로 도시에 들어왔다. 도시

생활의 혼잡함은 아주 즐거웠고, 또한 독립된 여성으로서의 지위도 즐겼다. 학교의 첫 며칠 동안 "정신이 없고, 당황스러웠지만," 대학 입학시험인 아비투르(Abitur)를 위한 5년 간의 진지한 공부를 생각하면 흥분되었다. "나는 '배움'이 무엇을 의미하는지를 이제 배우기 시작하고 있다"라고 그녀의 일기에서 고백하고 있다. 곧 그녀는 새로운 친구를 사귀었고, 학교생활에 빠져 들어갔다. 그녀는 원기 왕성하게 "나는 학교생활을 아주 즐기고 있다. 우리들은 아주 열심히 공부하지 않으면 안 된다"라고 말했다.

집에서의 생활은 어려웠다. "단지 나의 아버지가 가버렸으면"하고 카렌은 불평하였다. 그러나 카렌이 박켈을 표현한 "집의 지배자"는 크리스마스 때까지 6개월 이상이나 바다로 나가지 않았다. "즐거운 기대"라고 그의 딸은 창백하게 썼다. 박켈의 압박 아래에서 카렌의 어머니는 병들었고, 카렌 자신은 우울해졌다. "나는 계속하여 위축되는 듯한 느낌이다"이라고 쓰면서, 카렌의 낙심은 어머니에 대한 동정 때문이었다. "나의 모든 것인 엄마가 심하게 아프고 불행하다. 아! 나는 엄마를 도와주고 활기차게 해주는 것을 얼마나 좋아했던가. 엄마도 나처럼 학교에 가거나 다른 기분전환 꺼리라도 있다면" 16세가 채 안 된 카렌은 사회가 가한 제약 속에 여성들이 얼마나 고통을 겪고 있는지를 이미 이해하였다.

항상 그랬던 것처럼 학교는 가족의 압력에서 벗어날 수 있게 해주었다. "눈물로서 아침에 집을 떠난다 해도, 집으로 돌아올 때는 나는 항상 명랑하다"라고 썼다. 카렌은 항상 학과 성적에서 우수했지만 학과 이외의 것에도 때때로 더욱 흥미를 보였다. 예를 들면 그녀가 한 배우를 짝사랑하였을 때, 그에게서 연극 이론을 듣기 시작하였고, 연극을 위해 의학 공부를 포기할까 하는 결심을 일시적으로 하기도 하였다. "나는 예술을 위해, 예술만을 위해 살 것이다. 나는 무대로 가고 있다!!"라고 일기장에서 선언하고 있다. 카렌의 어머니는 이것을 반대하였지만, 이것은 더욱 그녀의 결심을 확실하게 하였다. 연극선생의 도움으로 카렌은 손니를 그럭 저럭 자기편으로 끌어넣을 수 있었다. 손니는 카렌이 선생 자격증을 딸 수 있는 정도의 학교를 미치면 바로 연극을 하도록 허락하였다.

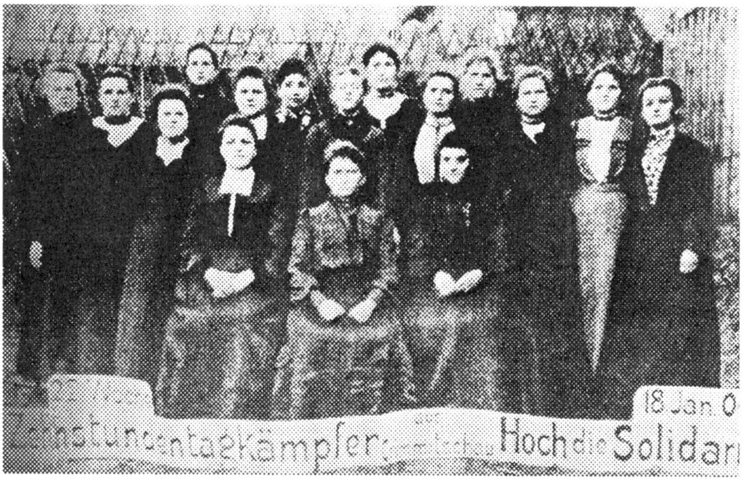

■ 세기의 전환기에서 이런 직물 노동자들과 같은 여성주의자들은 여성의 권리 신장을 위해 투쟁하였다. 교육 부문에서의 권리 신장의 성공은 바로 Karen Danielson에게 혜택이 주어졌다.

일년 내에 연극배우로서의 삶에 대한 환상은 사라져갔다. 의학을 하겠다는 원래의 야망으로 돌아왔고, 이제는 심리학에 더욱 더 관심을 가지게 되었다. 동물 해부에 참석하는 것을 거절당했을 때 – 아마도 여성이라는 이유로 – 그녀는 대신 "자신을 해부하기로 결심하였고, 그것은 더욱 어려운 일이기는 하지만, 더욱 흥미있는 일이었다." 카렌은 자신의 일기장 몇 장에 표현된 자신의 감정, 동기, 그리고 신념에 약간의 분석을 가하였고, 자신을 둘러싸고 있는 세상에 대해 마음속으로 곰곰이 생각해보는 것으로 채웠다. "나의 내면 속에서 제대로 정리되지 않은 혼란이 있어 내 자신의 미로를 아직은 내 식으로 파고 들어갈 수 없다. 그러나 나는 파고 들어가기 시작하고 있다."

카렌은 성에 눈을 뜨기 시작하고, 그리고 그것과 함께 닥쳐오는 도덕에 대한 골치 아픈 문제들은 그녀를 내적으로 혼란스럽게 만들었다. 그녀는 말하기를 "한 의문이 몇 주 동안 심지어는 몇 달 동안이나 나의 마음을 잡는다: 결혼을 하지 않고 한 남성에게 나 자신을 주는 것은 나쁜 일인가, 그렇지 않은가?" 사회는 혼외 정사를 부도덕한 것으로 비난하였지만, 그러나 그녀가 형식적인 종교와 여성에 대한 사회의 편견을 거부한 것처럼 그녀는 통상적인 도덕은 결점이 있다고 판단했다.

"자유로운 사랑으로 한 남자에게 자신을 바치는 여성은 사랑하지도 않으면서 경제적 이유나 가정에 대한 욕망으로 결혼하는 여성보다 도덕적으로 우월하다. 우리들의 모든 도덕과 도덕성은 '비정상적' 이거나 비도덕적이다." 카렌의 말은 당시 19세기의 급진적인 자유연애 주장자들의 주장을 반향하는 것이었다. 미국의 여성 해방론자인 빅토리아 우드헐(Victoriea Woodhull)과 같은 진보 사상가들은 성에 대한 시대의 억압적인 태도를 비난하였고, 정부는 성 표현을 제약하려고 시도해서는 안 된다고 주장하였다. 가렌은 결국 제약적인 성적 관습에 대한 자신의 회의적인 생각을 그녀의 삶에 옮기게 되었다.

18세의 카렌은 그녀가 이전부터 희망하였던 사랑의 진정한 맛을 처음으로 맛보게 되었다. 1903년의 크리스마스 베른드의 친구 중의 한 사람인 쇼르쉬(Schorschi)라는 학생을 만나게 되었고, 그리고 미친 듯이 사랑에 빠졌다. 쇼르쉬는 그녀의 애정에 보답하였다. 그러나 그는 다른 도시의 학교에 돌아가야만 하였다. 그는 몇 달 동안이나 편지를 쓰지 않았고, 카렌은 그의 감정이 일시적인 것이라는 것을 깨달았다. 마음이 상한 카렌은 분노의 감정을 그녀의 일기장에 쏟아 부었다: "나의 발걸음은 무겁고, 질질 끌리고, 빛나는 햇빛은 나의 눈에서 사라졌다… 이제 죽음은 이전과 같이 그렇게 끔찍하게 여겨지지 않는다." 그럼에도 불구하고 카렌은 봄에 다음과 같이 썼다, "이런 충격으로 나를 부스러뜨리기에는 나는 너무 젊고, 너무 활기차다." 그녀는 다시 한번 미래를 향해 쳐다보기 시작하였다.

그녀가 쇼르쉬를 바로 극복하자마자, 카렌은 롤프(Rolf)를 보기 시작하였다. 롤프는 보헤미안적인(인습에 사로잡히지 않는) 맛을 가진 궁핍한 음학도였다. 카렌의 부모들은 롤프가 아마도 돈을 벌지 못할 것이라는 것과 그가 유대인이라는 이유로 롤프를 받아들이지 않았다. 대담하게도 카렌과 롤프는 비밀스럽게 만났다. 롤프는 점차로 카렌을 한 밤중 카페의 자유스러운 삶을 소개하였고, 거기에서는 모든 계급의 지성인들과 예술인들을 만났고, 정치, 철학, 그림 그리고 문학을 논의하였다. 자신이 자란 세상과 너무나 다른 세상을 만나고는 아주 놀랐지만, 그녀가 만난 사람들과 자유롭게 이야기하면 편안하였고, 그리고 자신의 가치관을 다시 살펴보기 시작하였다. 그녀는 자신의 윤리관을 형성해 나갔고, 그것을 자신의 일기에 기록하였다. "제 일의 도덕율: 거짓말을 하지 말지니라!" 그리고 두 번째: 관습과 일상적인 도덕에서 해방되고, 그리하여 자신의 자아와 행위를 위하여 최고의 도덕 명령을 곰곰이 생각하라.

1904년 8월 카렌의 어머니 또한 관습으로부터 해방을 결심하였다. 거만하고 독선적인 남편에게 참을 수 없을 정도로 고통을 받은 손니 다니엘슨은 그 남편을 떠나, 자녀들과 함께 함부르크의 바로 교외에 있는 바렌펠트(Bahrenfeld)로 이사하였다. 이런 행동은 부르조아지의 독일 사회에서는 거의 전대미문의 일이었다. 그 당시에는 "정숙한" 부인은 남편이 어떻게 대하더라도 남편과 같이 지내야 하는 그런 사회였다. 그 후 손니, 베른트, 카렌은 경제적인 어려움에 봉착하게 되었다. 박켈은 자식들의 교육비는 계속하여 대어주었지만, 손니가 자신에게 돌아오기를 기대하면서 손니에 대한 모든 다른 지원은 중단하였다. 그러나 카렌과 베른트는 그렇게 하기를 거부하였고, 자신들과 자신들의 어머니를 돕기 위해 다른 학생들을 가르치기 시작하였다.

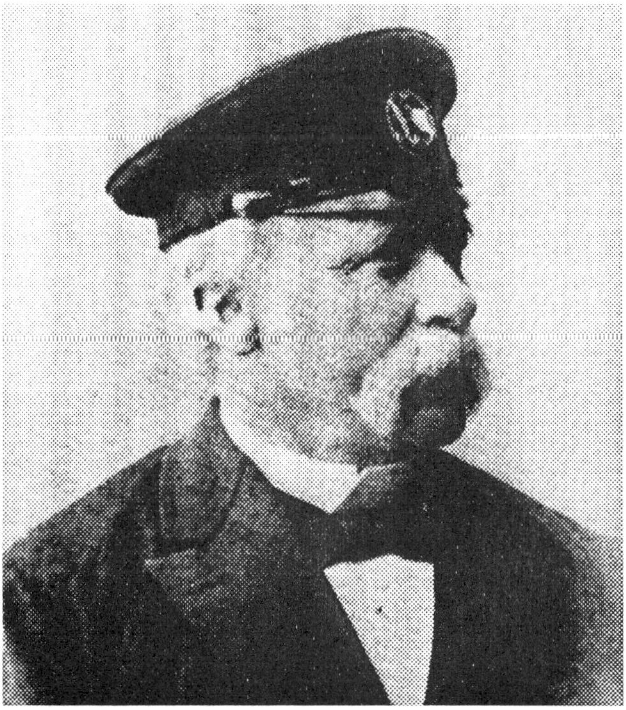

■ Wackels Danielson은 여성이 고등 교육을 받는다는 것을 신뢰하지 않았다. 가족 간의 열띤 논쟁을 거친 후에야 그는 Karen이 Gymnasium에 들어가는 것을 허락하였다.

손니가 박켈을 떠난 3주 후 롤프는 남부 독일에서 음악을 공부하기 위해 카렌을 떠났다. 또 다시 카렌은 고독하고 쓸쓸하게 되어버렸고, 수 주 동안 그녀는 "마비될 듯한 피곤함과 무기력감"으로 시달렸다. 그렇지만 그녀는 항상 그랬던 것과 같이, 카렌을 위로해 주는 공부로 되돌아왔고, "자연 과학과 철학에 깊이 몰두하였고… 무엇보다도 힘든 작업에 몰두하였다." 그녀는 또한 내면적인 성찰을 계속하였고, "영혼의 미묘한 울림을 어떻게 듣는가를 배우려고 애썼고, 자신에게는 부패되지 않는 진정한 존재가 되고, 다른 사람에게는 공정한 존재가 되기를 애썼고, 이런 것들 속에서 자신의 가치를 옳게 다루는 방법을 찾으려고 애썼다." 인간의 마음에 대한 작업들이 그녀의 삶의 작업의 중심이 될 것이었다.

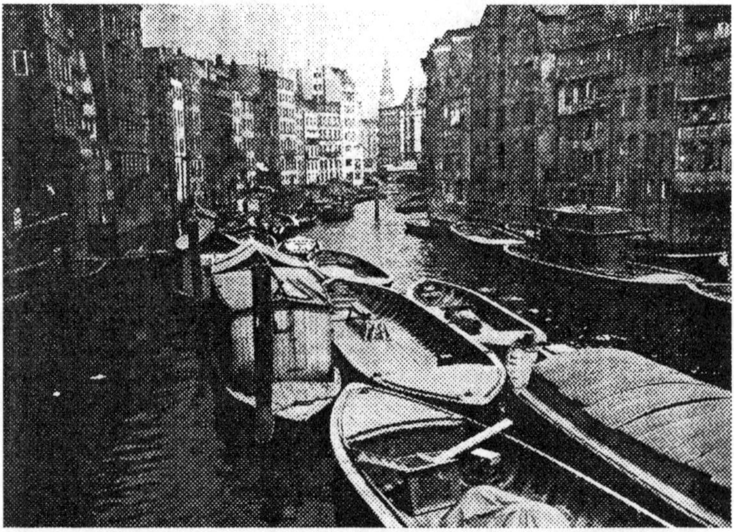

■ 함부르크의 Gymnasium에 다니기 시작했을 때 Karen은 독립의 즐거움을 발견하였다. 그녀는 함부르크시의 거리와 운하를 살펴보고 다니기를 좋아하였다.

카렌의 나이 스물이 되자, 새로운 사람, 에른스트(Ernst)라고 하는 젊은 남자와 사랑에 빠졌다. "외모에서 매력적인 것은 없다. 그러나 나를 엄청나게도 매혹시킨다."라고 일기에 기록했다. 처음으로 카렌은 결혼을 심각하게 고려하였다. 그녀는 곧 그 선택을 거부하였고, 다음과 같이 설명하였다. "나의 내면 속에는 엄청나게 많은 것들이 있다는 것, 그리고 그것들이 실현되기를 기다리고 있다는 그런 커다란 두려움 속에 빠져든다. 나에게는 더 이상의 무엇인가가 있다." 그녀는 "진정한 친구, 사랑, 그리고 남자"를 갈망하였지만, 결혼이 의사가 되는 것을 방해할 것이라는 것을 알았다. 그녀는 에른스트에게 안녕을 고하며, 대학 입학 시험인 아비투르를 위한 공부로 돌아섰다.

카렌은 의학을 공부할 수 있는 대학에서 자신을 받아주기로 결정되어 있었다. 그녀는 입학 허가 시험에 몰두하면서 "그 두려운 압박감"을 슬퍼하면서 다음과 같이 일기에서 적고 있다. "내가 이 시험을 통과하지 못한다면–! 그러면 나는 끝장이다. 그리고 살아갈 수가 없다." 그렇지만 그녀는 의기양양하게 아비투르를 통과했고, 브라이스고우의 프라이부르크에 있는 루도비코 알베르티나 대학(Ludovico Albertina University in Freiburg im Breisgau)의 입학 자격을 얻었다. 그 대학은 훌륭한 의학 교육을 제공하고 있었다. 카렌 다니엘슨은 의학을 공부하기 위하여 1906년 부활절 일요일 날에 프라이부르크로 향하였다.

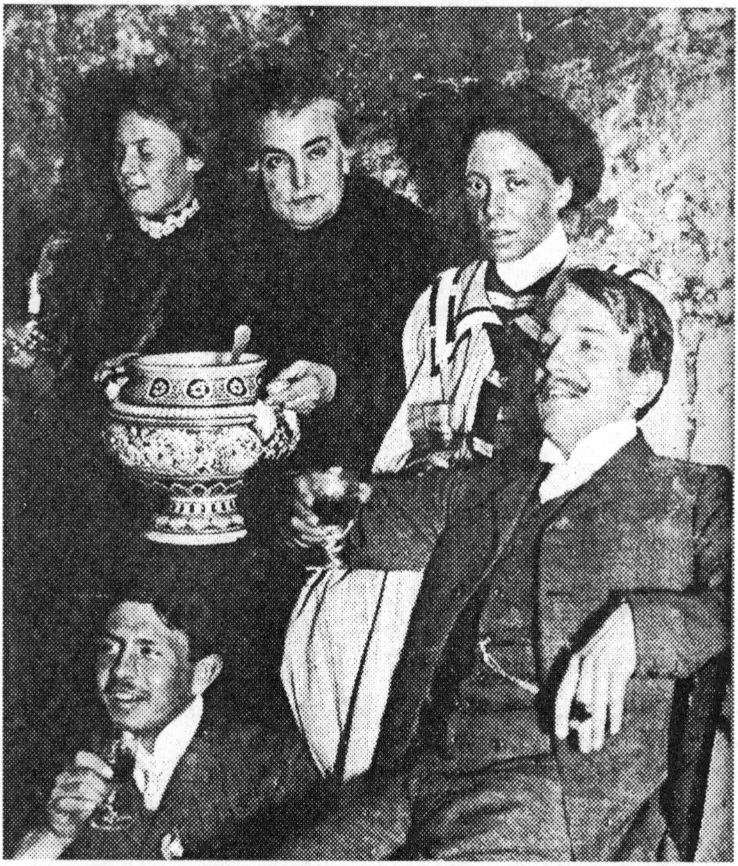

■ Idchen Behrman, Sonni 그리고 Karen Danielson (윗줄의 왼쪽에서 오른쪽으로) 과 Losch Grote (앉아있는 줄의 오른쪽) 가 Karen이 입학한 의학교가 있는 Freiburg에서 휴식을 취하고 있다.

제3장
“진정한 작업”

카렌 다니엘슨이 1906년 봄에 프라이부르크(Freiburg)에 도착하였을 때, 활기찬 대학 도시의 인구는 약 5만이었다. 이 도시는 남서부 독일의 바덴에 위치한 블랙 포레스트(Black Forest)의 서쪽 편에 자리 잡고 있었고, 30마일 북쪽으로는 스위스가 있고, 15마일 동쪽으로는 프랑스가 있다. 프라이부르크의 위대한 고딕 대성당의 첨탑은 12세기의 중세 건물 지붕 위에 솟아 있었고, 맑은 물이 흐르는 개천은 자갈 깔린 도로를 휘감고 지나가고 있었다. 공부에 지친 대학생들은 역사적인 선술집에서 머리를 식히거나, 또는 숲에서 소풍을 즐기고, 라인강으로 산보를 가고, 또는 바로 교외에 있는 쉴로스베르크(Schlossberg) 산을 오르기도 하였다. 카렌은 후에 프라이 부르크를 회상하면서, “그때 일들을 생각하면 뭐라고 할 수 없는 그리움이 나의 심상 속으로 파고 들어온다…. 보는 샘들, 수많은 색깔로 반짝이던 첨탑의 문들, 좁고 꼬불꼬불한 길들–아 프라이부르크!”

라고 하였다.

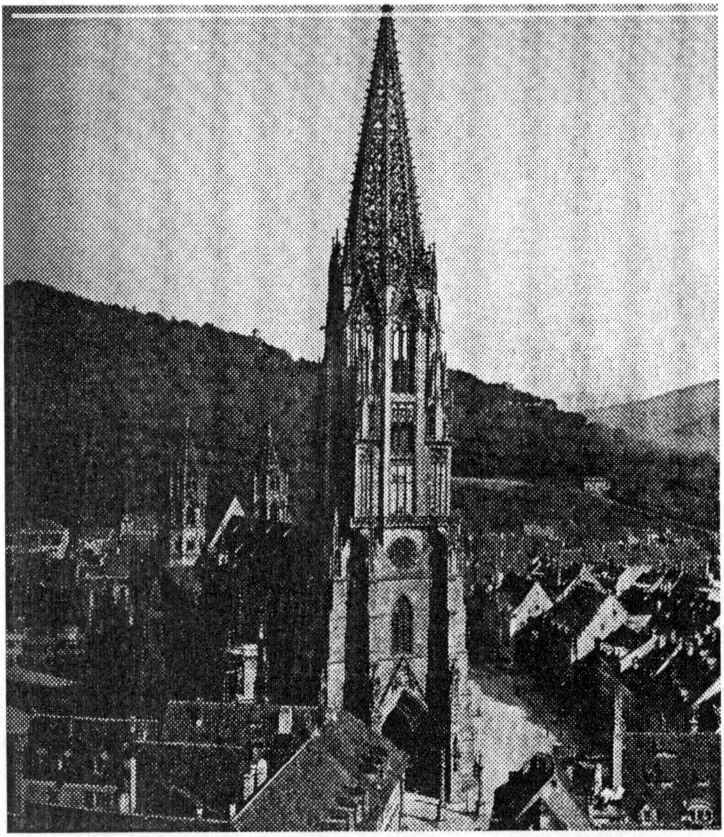

■ 인상적인 고딕 성당이 우뚝 솟아있는 역사적 도시 Freiburg는 남서 독일의 산속에 자리잡고 있다. 여기에서 공부하면서 Karen Danielson은 점차로 이 도시를 좋아하게 되었다.

다니엘슨은 캠퍼스 근처에 방을 얻었고, 루도비코 알베르티나 대학(Ludovico Albertina University)에 등록하였다. 1457년에 설립된 이 대학은 1904년에 처음으로 여성을 졸업시킨 학교였지만, 여학생은 여전히 전체 학생의 아주 조그만 부분만을 차지할 뿐이었다. 남학생들이 거의 2,300명에 달하는 것에 비해 그 해 봄 다니엘슨과 같이 합류한 여학생은 단지 57명이었다. 많은 대학 교수들은 여학생들에게 분개하였고, 어떤 교수들은 자신의 강의에 들어오는 것을 허락하지 않았다. 어떤 사람들은 여성들의 가냘픈 신체적인 그리고 정서적인 체질은 힘든 학문적인 연구를 견뎌낼 수 없고, 여성들이 공부를 하면 건강을 해친다－특히 어린이를 낳는 능력－고 주장하였다. 또 다른 사람들은 전문적인 여성은 "자연스럽지 못하고", "여성스럽지 못하고", "남성적"이라고 하였다.

그러나 다니엘슨은 실망하지 않았다. 그녀는 의사가 되고자 하는 자신의 결심이 올바른 선택인가 하는 것에 종종 의구심을 품었지만, 여성으로서 사회의 기대에 부응하기 위해 자신의 꿈을 희생할 생각은 결코 없었다. 다니엘슨은 전문적인 삶을 추구하는 여성의 권리와 그런 추구가 여성에게 적합한 것에 대해 의문을 두지 않았다. 높은 정도의 전문적인 성공은 "성-자녀에 너무 매달려 있으면" 성취될 수 없다는 것을 알고 있었지만, 여성이 완전하고 충분한 교육을 받기 위해 자녀를 가지지 말아야 한다는 것에는 동의하지 않았다. 선분 여성은 "성적으로 중성적"이라는 견해와 평등이 성적인 관계에 부정적인 영향을 미친다는 견해는 받아들일 수 없었다. "남학생과 여학생의 멋진 동료애와 전통적인 중산층의 젊은 이성간의 자연스럽지 못한 형식적인 성 관계를 정말로 비교해 보라"라고 다니엘슨은 썼다.

남학생들이 의학교에 소속되어 있는 것만큼 자신도 그렇다는 것을 증명해 보이리라고 결심하였다. 학과 수업을 따라가는 것은 별 문제가 없었지만, "동료간의 관계"는 더욱 더 힘든 문제라는 것을 알았다. 처음에는 다소 수줍고 내성적인 다니엘슨은 프라이부르크에서 사람을 만난다는 것이 어려웠다. 처음으로 집에서 떨어져 있고, 친밀한 친구도 없어 "완전히 외롭게 혼자 있게 되어 죽을 정도로 불행함"을 맛보았다고 일기에서 고백하고 있다. 그러나 몇 달 후에 그녀는 그 후 자신의 인생에서 몇 년 동안 자리를 현저하게 차지하게 되는 두 남자를 만났다: 의학도이면서 음악도인 루이스("로쉬") 그로테(Louis "Losch" Grote), 그리고 다른 지방에서 온 또 한 명의 학생인 오스카 호나이(Oscar Horney)였다.

그 삼총사들은 긴 대화, 춤추는 밤 그리고 도시와 교외의 여유 있는 산보를 즐겼다. 다니엘슨과 그로테는 그로테가 자신의 정치학 박사 논문을 마무리 하기 위해 브라운쉬바이크(Braunschweig)로 떠나기 전에 다정하게 호나이에게 *Hornvieh*("뿔달린 짐승"이란 뜻인데, 독일어 속어로는 "멍청이" 또는 "바보"라는 의미이다)을 별명을 붙여주었다. 다니엘슨과 그로테는 사랑에 빠졌고, 그런 반면 다니엘슨과 호나이는 편지 연락을 주고 받았다. 결국은 그 서신 연락은 점점 더 많아졌다.

겨울 학기가 시작되는 10월 손니 다니엘슨과 이다 ("이드헨") 베르만 (Ida("Idchen") Behrman) – 김나지움 때의 카렌 다니엘슨의 친구 – 은 프라이부르크로 이사하였다. 베르만은 대학에 등록하였고, 다니엘슨의 어머니는 큰 아파트를 임대하였고, 다니엘슨은 어머니와 합류하기 위해 이전의 셋방을 떠났다. 가계 수입에 도움이 되도록 베르만과 그로테 두 사람의 하숙을 쳤다. "이곳은 항상 참으로 편안합니다. 우리 네 사람은 서로를 좋아하고 있습니다…. 한 사람이 집에 오면 한 사람이 행복해 합니다."라고 호나이에게 그 상황에 대해 편지를 썼다. 같은 지붕 아래서 다니엘슨과 그로테는 점점 더 친밀해졌지만, "로쉬와 함께 있으면 무엇인가 맞지 않는 느낌을 받습니다."라고 호나이에게 썼다. 또한 "더욱 깊은 문제들을 이야기할 수 있었던 사람은 나에게는 그다지 많지 않았습니다."라고 덧붙여 쓰면서 그로테는 그런 사람 중의 한 사람이 아니라는 것을 밝혔다. 그녀는 호나이에게 지적인 그리고 영적인 영양분을 위하여 의존하였고, 그에게 자신의 내밀스런 감정을 편지에 썼다.

다니엘슨이 호나이에게 자신의 일을 묘사하면서, 그녀는 단순히 "모든 것이 나의 손안에서 즐거움으로 변합니다."라고 하였다. 그녀는 편지 속에서 화학 강의, 생물학 실험, 아침 8시부터 저녁 8시까지 "힘든 일"을 하고 난 후의 "축복 받은 피곤한 감정" 등을 자세하게 썼다. 그녀는 한 번은 "우리는 목요일에 새로운 해부 실습용 시신을 볼 수 있을 것이라는 행복한 메시지"를 보내기도 하였다. 그녀는 해부하는 것을 "그런 진정한 일은 나에게 엄청난 즐거움을 준다"

고 하였다. 여전히 다니엘슨은 규칙적으로 깊은 우울, 피곤함, 그리고 *세상의 고통(Weltschmerz, literally "world pain")*-삶은 의미가 없다라는 느낌으로 몇 번씩이나 고통을 받았다. 이런 것은 의학도를 걱정스럽게 하기도 하였지만, 흥미를 불러 일으키기도 하였다. 의학도의 "그냥 내버려두지 않는, 더욱 더 세련된 자기 관찰"로 인해 자신의 감정을 자세히 호나이에게 묘사할 수 있었다.

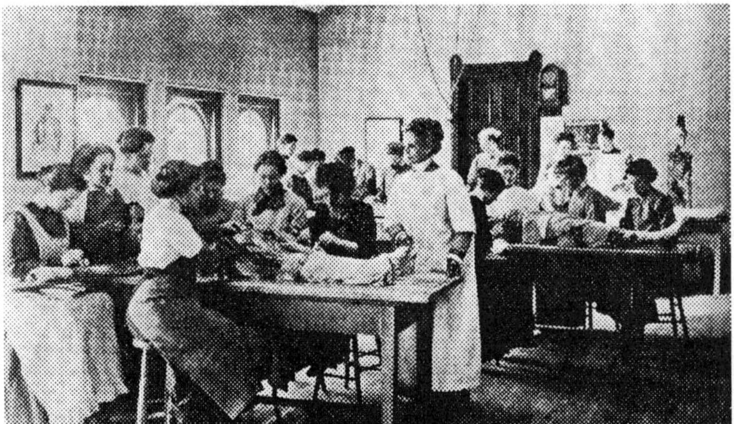

■ 1911년 독일의 의학교 학생들이 해부학 교실에서 사체 해부 실습을 하고 있다. Karen Danielson이 바로 5년전 의학교에 입학하였을 때 그녀는 몇 안 되는 여학생들중의 한 명이었다.

다니엘슨이 자신의 내면적인 삶을 정밀하고 세밀하게 관찰한다는 것은 김나지움의 심리학에 대한 매력을 반영하는 것이다. 마음에 대한 호기심이 이제 막 배우기 시작한 신경 체계의 과학인 신경학에서 불꽃을 피웠다. "나는 뇌에 대해서 끔찍할 정도로 열심히 공부하였다"라고 곧 호나이에게 보고하였다. "이제 내 눈앞에 현실성 있는 모습들이 잡혀가기 시작한다. 그것은 하나 하나씩 분명해져 가는 발견의 순수한 기쁨이다." 다니엘슨이 의학을 공부하면서 하나의 관점을 발견하였을 때, 그 기쁨은 그녀에게 "심지어 그것은 나의 심연같이 깊고 캄캄한 마음 속에서도 자신의 외부에 있지만 도달할 수 있고, 잡을 수 있는 무엇인가 확고한 무엇을 주었다." 그녀는 호나이에게 "의학 공부를 중단하면 나는 죽을 것 같다"고 썼다.

공부에 대한 다니엘슨의 행복감은 개인적인 생활이 점점 더 불만스러워져 가는 것과 대조를 이루었다. 그녀의 어머니를 포함하여 세 사람과 가까이 살아가는 데 지쳤고, 그로테와의 자발적이지 않은 친밀함은 심한 압박감을 주었다. 동시에 호나이와의 편지는 시시콜콜한 것이 되어갔다. 두 사람이 1907년의 여름 방문 때 함께 있게 되었을 때 로맨스가 시작되었다. 그 후 곧 호나이는 프라이부르크로 이사하였고, 그와 다니엘슨은 열정적인 사랑을 나누었다. 다니엘슨은 학업과 개인 생활이 너무나 바빠서 프라이부르크의 나머지 두 학기 동안에는 자신의 일기를 쓸 시간도 없었다.

1908년 9월 카렌 다니엘슨은 *피지쿰(Physicum)*을 치루었다. 그 시험은 임상 훈련에 들어가기 전에 독일의 모든 의학생들이 합격해야만 하는 그런 시험이었다. 다니엘슨은 그 시험을 잘 치렀고 그리고 북독일의 괴딩겐 대학에서 의학 공부를 계속할 수 있게 되었다. 호나이 또한 괴팅겐에서 졸업 논문을 완성할 작정이었다. 반면 손니 다니엘슨은 스웨덴의 스톡홀름으로 이사해서 의붓 딸과 같이 살 작정이었다. 프라이부르크의 조그만 가정은 깨어졌고 다니엘슨과 호나이는 북쪽으로 옮겨갔다.

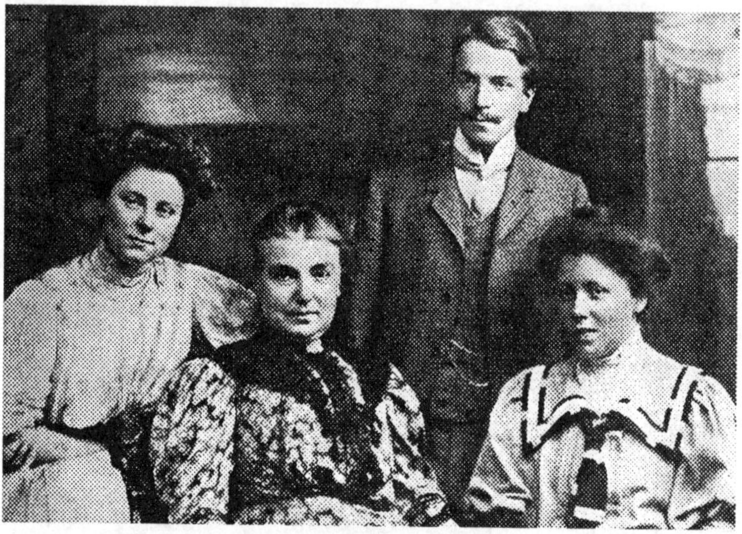

■ Idchen Behrman, Sonni Danielson, Losch Grote, Karen Danielson (왼쪽에서 오른쪽으로)은 Freiburg에서 같은 아파트를 사용하고 있었다. 처음에는 Karen Danielson은 이런 동거 생활을 "말로 표현할 수 없을 정도로 편안함"이라고 이름붙였다.

괴팅겐에서 다니엘슨은 병리학과 세균학 같은 좀 더 진전된 과정을 밟았다. 그녀는 이후 교실에서 나와 의사 생활을 하면서 처음으로 진료실에서 실제 환자와 접할 수 있었다. 그녀는 경험 많은 외과 의사, 산부인과 의사, 그리고 다른 전문가들을 보았고, 자신의 손으로 아픈 사람들을 치료하려고 노력하였다. 강의실과 실험실에서 공부한 이론과 원리들은 진료실에서 살아 움직였고, 진정으로 사람을 도와준다는 것이 즐겁다는 것을 알았다. 마침내 인류에 봉사하고자 하는 그녀의 꿈은 현실로 되어가고 있었다.

괴팅겐에서 일년이 지난 다음에 나니엘슨과 호나이는 베를린으로 옮겼고, 1909년 10월 31일 결혼하였다. 그리고 검소한 아파트에서 신혼살림을 시작하였다. 수많은 다른 교육받은 젊은 독일인들처럼 베를린이 독일 제국의 심장부에 있다는 이유로 베를린을 택하였다. 독일의 황제인 카이저 빌헬름 2세는 수노인 베를린에 살있다. 독일 정부의 수도로서 베를린은 상업적으로 그리고 문화적으로 번성하고 있는 도시였다. 재정과 산업에 대한 관심이 세기의 전환기에 급속히 확장되었고, 모든 지방의 노동자들을 매혹시키는 일자리들이 창출되었다. 그러나 대부분의 노동자들은 벌이가 시원찮았고, 심각한 주택 부족에 직면하였다. 그러나 도시의 신흥 부유층 기업인들은 마음대로 사치를 할 수 있을 정도로 넉넉히 돈을 벌었다. 작가들, 화가들, 음악가들, 그리고 여러 종류의 예술가들이 이 도시의 부를 쫓아 몰려들었고, 베를린은 유럽에서 가장 활기찬 문화적인 도시로 탈바꿈되어 갔다.

카렌과 오스카 호나이는 인구가 거의 4백만이나 되는 혼잡한 도시에 잘 맞았다. 새로운 가정에 대한 부부의 즐거움은 스웨덴에서 손니 다니엘슨이 돌아오면서 더욱 더 하였다. 왜냐하면 손니는 스웨덴에서 불행하였다. 손니는 호나이 부부의 집 근처에 아파트를 얻어

이사하였고, 오스카는 베를린에서 번창하는 기업들 중의 하나인 본부에서 일자리를 마련하였고, 카렌은 임상 수련을 계속하였다.

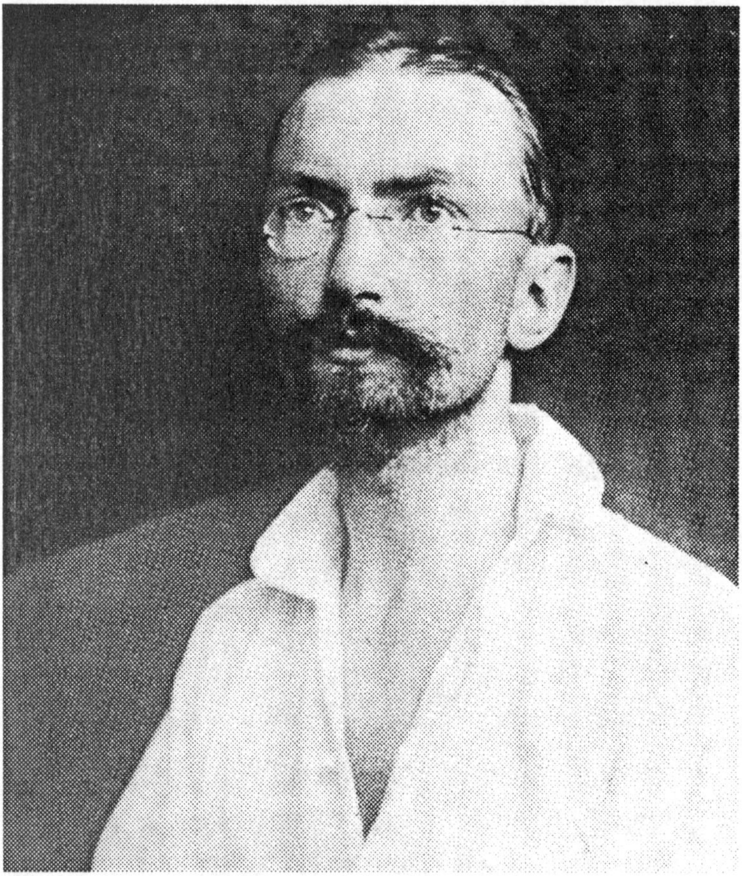

■ 1906년 Karen Danielson이 Oscar Horney를 처음 만난 후 1년 동안 그녀는 우정에 넘친 서신 교환을 하였다. 두 사람은 결국 사랑에 빠졌고, 1909년에 결혼하였다.

그녀는 베를린 대학에 등록하였는데, 그 당시의 베를린 대학은 세계에서 가장 좋은 의학 교육을 제공하고 있었다. 거기서 그녀는 유럽과 미국 전역에서 온 학생들과 같이 있게 되었다. 그 학생들은 경제적으로 베를린이 번창하는 만큼 대학이 번창하는 베를린으로 온 것이다. 유럽의 의학 수도로서 널리 인정받은 베를린은 의학생들이 공부할 수 있는 8개의 주요 병원들을 뽐내고 있었다.

여성은 전체 의학생들의 단지 5%만 차지하였지만, 이것이 호나이를 위협하지는 않았다. 일부 교수들이 드러내는 적개심을 무시하고서 그녀는 약리학, 신경학, 그리고 다른 학문 분야에 정신을 집중하였다. 호나이는 또한 외과학과 소아 과학과 같은 임상 분야의 경험을 얻기 위하여 쾨니히리셰 샤리테(Königliche Charité)병원에서 오랫동안 일하기도 하였다. 학문에 대한 도전과 병든 자를 돕는다는 만족감은 그녀에게 진정한 즐거움을 주었지만, 그러나 여전히 몰려오는 피곤함의 순간들로 고통 받고 있었다. 그녀는 자신의 우울감을 줄일 수 있는 방법을 찾기 시작하였고, 1910년 초반 칼 아브라함 (Karl Abraham)과 치료를 시작하였다. 당시 칼 아브라함은 다소 의심스러운 새로운 치료형태 즉 정신분석을 시도하고 있었다.

정신분석은 즉시 그녀의 상상력을 사로잡았고, 정신의학을 공부하고자 하는 그녀의 열망에 불을 지폈다. 심리학의 혁명적인 이 이론은 전통적인 대부분의 정신 의학 기본 가정을 거부하였고, 인간 정신에 대한 새로운 설명을 시도하였다. 19세기 후반과 20세기 초반 정신 분석이 발흥하였을 그 당시는 심리학은 대체로 신경과 의

사들의 한 분야였고, "정신에 대한 과학은 신체적인 기능으로 간주된다"라고 정의되었다. 심리적 과정들이 단지 신경 계통의 과정에 불과하다면, "비정상적" 정서 문제는 신체 질병이라고 신경정신 의학자들은 추정하였다. 마음에 상처를 받은 경험이 정신적 문제를 촉발할 수는 있지만, 그러나 병이 발생하는 것은 부모로부터 물려받은 신경계의 이상으로 말미암아 심리적 장애를 유발하게 된다고 그들은 말했다. 그리하여 정신 질환의 진단과 치료는 신체적 요인에 대해 초점이 맞추어졌다.

심리학을 신경계의 이상으로만 해석하는데 불만은 품은 오스트리아 비엔나의 의사 지그문트 프로이드는 새로운 이론을 창조하였고, 그것을 정신분석이라고 불렀다. 정신분석이론이 주장하는 것은 모든 심리적 활동은 그것이 건강한 것이든, 건강하지 않은 것이든 간에 마음속의 여러 힘들이 갈등을 일으켜 생기는 것으로 설명되었다. 모든 어린아이들은 신체적 만족을 구하고, 고통을 피하는 욕구를 가지고 태어난다고 프로이드는 주장하였다. 성인들은 불가피하게 이런 *쾌락 원리(Pleasure Principle)*를 방해하게 되고, 아이들이 어떤 만족을 추구하는 것을 금지하고, 사회의 규칙에 따라 행동하도록 요구한다. 그리하여 즐거움을 바라는 욕구와 금지된 행동에 대한 처벌을 피하고자 하는 욕구 사이에 갈등이 일어난다. 이런 어린 시절의 좌절에 대한 기억과 일치되지 않는 욕구를 만족시키고자 하는 지속적인 투쟁은 평생 동안 무의식적인 마음을 지배하고, 모든 심리적 활동의 틀을 제공하게 된다. 프로이드는 대부분의 정신

활동은 무의식적인 차원에서 일어나고, 어린 시절에 형성된 일정한 틀을 따른다고 생각했다. 어떤 심리적인 것도 마음대로 일어나는 것이 아니고, 그리고 모든 심리적인 장애는 과거의 뿌리를 분석함으로서 이해될 수 있다.

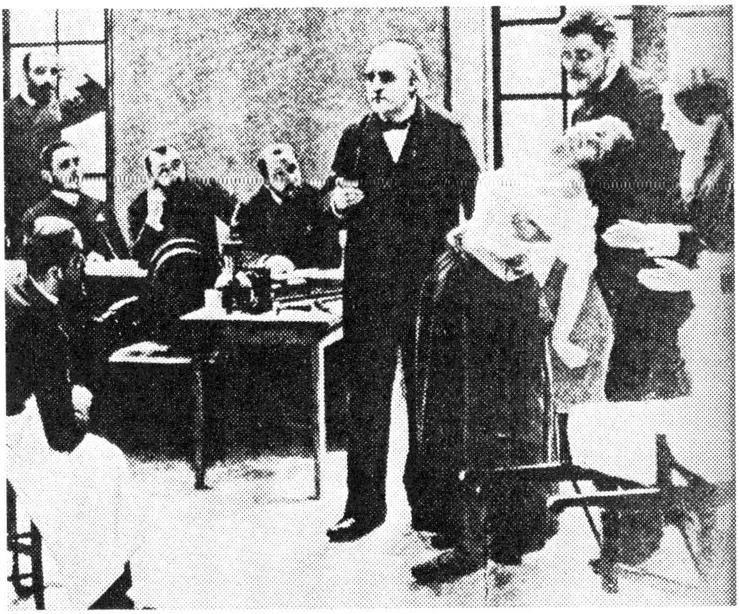

■ 프랑스의 신경학자 Jean-Martin Charcot (중앙에 서 있는 사람)가 히스테리 환자들에게 최면을 사용하고 있는 모습. 이것은 Sigmund Freud가 초기 정신분석 이론을 형성하는데 영감을 불어넣었다.

기렌 호니이의 분석가인 칼 아브라함은 비엔나에서 프로이드와 함께 공부하였고, 몇 년 일찍 정신분석을 베를린으로 가져왔다. 그러나 베를린의 대부분 의학단체들은 이 새로운 사상을 냉담하게 맞이하였다; 자연과학자들처럼 정신에 대한 비물질적 해석을 회의적인 시각으로 바라보았다. 정말로 전 세계를 통틀어 프로이드의 이론은 영국의 의학잡지인 *란셋(Lancet)*이 지적한 바와 같이 "다윈 이후로 어떤 것보다 더욱 고통스러운" 논쟁을 불러일으켰다. 1859년 발표된 찰스 다윈의 진화론에 대한 열광적인 유행처럼 정신분석에 대한 논쟁은 1899년 소개된 이후로 거의 반세기 동안 가라앉지 않았다. 그리고 또한 진화론과 같이, 정신분석은 20세기의 서구 사상계에 심각한 영향을 미쳤다.

호나이는 1차 대전 이전에 프로이드의 이론을 환영한 몇 명 안 되는 학생과 학자들 중의 한 사람이었다. 그녀는 아브라함의 집에서 열리는 정신분석의 개인적인 모임에 참석하였고, 그녀의 일기에 자신의 치료 진전 상황을 기록하기 시작하였다. 자신의 치료에 도움이 된다는 자신의 경험과 정신분석을 공부하는 것이 즐거워서, 호나이는 "의심할 여지없이 나는 분석 받으러가는 것을 즐기고 있다"라고 썼다. 1910년 여름이 끝날 무렵, 그녀는 자신의 분석과 의학수련 과정을 끝내었을 때, 자신이 정신분석에 헌신하기를 원한다는 것을 알았다. 그 준비로 인턴 생활을 하는 동안 정신의학을 전공하기로 결심하였다.

그 다음해 일년 동안 최종 시험 준비로 바쁜 시간을 보내면서도 가정생활도 해나갔다. 1910년 가을 자신이 임신하였다는 것을 알았고, 1911년 2월 손니 다니엘슨이 죽었다. 그 전해 5월 박켈 다니엘슨의 죽음은 그녀를 그렇게 뒤흔들어 놓지는 않았지만, 어머니의 죽음에 대해서는 깊이 애도하였다. 그녀는 슬퍼하는 마음으로 다음과 같이 썼다. "우리를 강력하게 일깨워 주었던 그녀의 모든 사랑만큼이나 우리가 그녀의 생애동안 그녀를 사랑했다면, 얼마나 그녀는 행복해했을까." 그러나 곧 첫아이의 출산은 새로운 행복을 가져다 주었다. 브리기트 호나이(Brigitte Horney)는 1911년 5월 29일에 태어났다. 카렌 호나이는 여성으로서 그리고 과학자로서 모성의 즐거움과 고통을 경험하였다. "모성은 이제 내가 관심을 가지는 초점이다"라고 일기에 썼다. 호나이는 어머니로서의 자신의 경험을 훗날의 정신분석의 몇 가지 작업에 기초로서 이용하였을 것이다.

1911년 후반기에 의사 시험을 통과한 후, 호나이는 인턴 생활을 시작하였고, 그 동안 의학 박사 자격을 위한 마지막 논문에 대한 연구와 저술을 하였다. 일반 종합 병원에서 4개월을 보내고, 대형 정신 병원인 랑크비츠 쿠란쉬탈트(Lankwitz Kuranstalt)로 자리를 옮겼다. 1912년 말까지 호나이는 모든 종류의 정신과 환자들과 밀접하게 지냈고, 자신이 선택한 전공 분야의 지식을 심화시켰다. 인턴 생활은 정신분석에 대한 공식적인 수련을 제공한 것은 아니지만, 그러나 여유 있는 시간 동안에는 여전히 정신분석을 추구하였다. 그녀는 환자의 첫 분석을 끝내고, "그 환자가 첫 분석에서 무엇을 얻었는지 잘 알 수 없지만, 나는 할 수 있을 것"이라고 썼다. 1911년 호나이는 새로 결성된 베를린 정신분석 협회에 가입하였다. 이것은 아브라함의 "정신분석 저녁 모임"이 발전한 것이었다. 그녀는 규칙적으로 그 협회의 모임에 참석하였고, 한 번은 그 모임에서 어린이의 성교육에 대한 논문을 제출하였다. 아브라함은 프로이드에게 그 논문을 "제대로 이해하고 있다"고 말하였다.

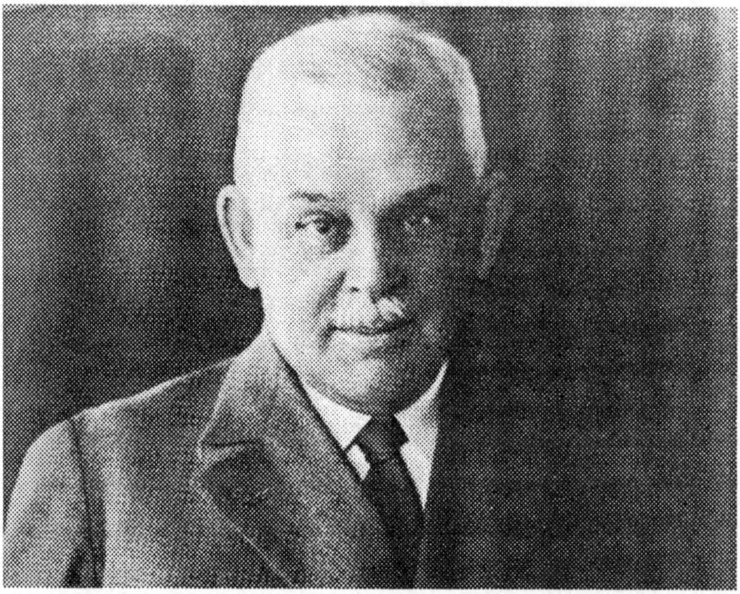

■ Karen Horney의 박사 학위 논문을 지도한 Karl Bonhoeffer. 그는 정신분석을 인정하지 않았기 때문에 그녀는 전통적인 신경정신의학에 자신의 공식적 연구를 제한하였다..

1913년 호나이는 계속하여 개인정신과 진료실에서 인턴 생활을 계속하였고, 1913년 말 두 번째 딸인 마리안(Marianne)을 낳았다. 출산에서 회복되었을 때, 의학교의 사강사 자리를 선택하였고, 박사 논문을 쓰기 시작하였다. 1914년에는 대학의 저명한 정신의학자의 한 사람인 그녀의 지도교수 칼 본훼퍼(Karl Bonhoeffer)와 함께 일하고 공부하였다. 대부분의 다른 동료들과 마찬가지로 본훼퍼는 정신분석에는 관심이 없었으므로, 호나이는 정신의학에서 일반적으로 통용되는 분야에 자신의 연구를 제한하지 않을 수 없었다. 그녀의 최종 논문 내용은 *외상후 증후군(Posttraumatic Syndrome)*에 대한 것이었다. 이 질환은 심각한 정서적인 또는 신체적인 충격을 받은 후에 생기는 정신질환이었다. 정신의학자로서 호나이의 재능에 깊은 인상을 받은 교수들은 그녀에게 학위를 수여하였다. 그녀의 "진정한 작업"은 마침내 시작할 수 있었다.

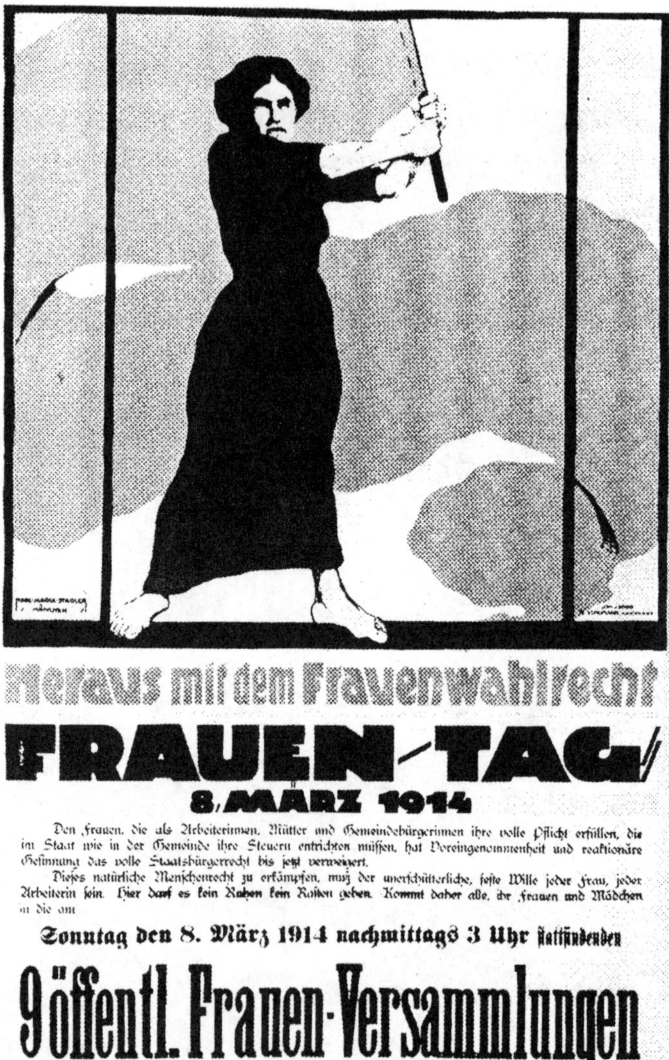
Heraus mit dem Frauenwahlrecht
FRAUEN-TAG
8. MÄRZ 1914
Den Frauen, die als Arbeiterinnen, Mütter und Gemeindebürgerinnen ihre volle Pflicht erfüllen, die im Staat wie in der Gemeinde ihre Steuern entrichten müssen, hat Voreingenommenheit und reaktionäre Gesinnung das volle Staatsbürgerrecht bis jetzt verweigert.
Dieses natürliche Menschenrecht zu erkämpfen, muß der unerschütterliche, feste Wille jeder Frau, jeder Arbeiterin sein. Hier darf es kein Ruhen kein Rasten geben. Kommt daher alle, ihr Frauen und Mädchen in die am
Sonntag den 8. März 1914 nachmittags 3 Uhr stattfindenden
9 öffentl. Frauen-Versammlungen

■ 1914년의 이 포스터는 여성 참정권을 위해 행진에 참여할 것을 독일 여성들에게 권고하고 있다. 독일 여성들의 지위가 Karen Horney의 인생 경력 초기에 급속도로 변하고 있었다.

제4장

"인류의 반"

카렌이 의학박사 학위를 받기 5개월 전 독일은 1차 대전에 들어갔다. 세르비아 민족주의자에 의해 오스트리아의 왕위 계승자인 프란시스 페르디난드 공작이 암살당했고, 이로 인해 1914년 6월 28일 전쟁은 시작되었다. 계속되는 전쟁 속에서 러시아는 세르비아 연맹의 편을 들었고, 이것은 오스트리아의 친구인 독일을 분노시켰다. 전쟁은 시작되었고, 독일 부상병들은 전선에서 베를린으로 쏟아져 들어오기 시작하였다. 1915년에서 1918년에 걸쳐 호나이는 포탄 충격－일종의 충격 후 증후군으로 그녀의 박사학위 주제였다－환자와 다른 정신질환자를 돌보면서 란크비츠 쿠란쉬탈트의 병원에서 일했다.

전쟁은 호나이에게도 다른 독일 여성들과 마찬가지로 새로운 기회들 수었다. 남자 농료들의 대부분이 소십되어 선선에 보내졌나. 그리하여 의사로서의 호나이는 일에 대한 부담이 상당히 많아졌다.

그리고 더 이상 반 프로이드적인 교수들이 없었으므로, 자신이 적합하다고 생각한대로 정신과 진료를 할 수 있었다. 의학 학위를 받자마자, 호나이는 베를린 정신분석협회의 회원으로서 일할 수 있었고, 환자 치료에 정신분석 기법을 응용할 수 있었다. 다른 분석가들의 성공과 함께 호나이의 성공은 정신과 영역에서 정신분석이 존중받는 데 기여하였다.

오스카 호나이 또한 전쟁으로 이익을 보았다. 많은 기업가들과 마찬가지로 그의 사장도 정부의 군사 장비로 이익을 남겼다. 전쟁 관련 사업의 고위책임자로서 오스카 호나이는 소집에서 면제되었고, 회사의 전쟁 이익을 집에 앉아서 공유하게 되었다. 그리하여 1915년 중반 호나이는 베를린 교외의 다렘(Dahlem)에 자신의 집을 소유할 수 있게 되었다. 그러나 그들은 부유해졌지만, 전쟁으로 인한 희생을 치르지 않을 수 없었다. 전쟁은 농업 생산과 독일 경제를 파탄으로 몰아갔고, 국가는 전쟁 수행에 필요한 제한적인 자원에만 집중하였다. 시민들은 음식, 연료 그리고 의복을 배급받는 데 만족하지 않을 수 없었다. 특히 호나이 가족들은 1916년 11월 셋째 딸 레나테(Renate)을 출산한 이후 허리띠를 졸라매었다.

호나이는 임신 기간에도 일을 하였고, 출산 후 바로 복귀하였다. 1917년 2월 "정신분석 치료의 기법"이라는 제목으로 중요한 첫 정신분석 논문을 발표하였다. 베를린 성의학회에서 연설하면서 청중에게 정신분석 과정을 설명하였고, 신경증을 치료하는 데 그 한계와 잠재적인 가능성을 요약하였다. 정신분석 치료 면담시간에는 환자는 자유연상을 하면서, 자신의 마음에 떠오르는 것이면 그것이 아무리 이상하고 별 볼일 없는 것이라도 모두 분석가에게 말한다. 분석가는 환자의 정서적 문제의 근원이 무엇인가 하는 것을 분석하기 위해 환자가 말한 것을 해석한다(그 환자의 진술은 무의식에 열쇠를 주는 상징들로 가득 차 있다). 치료 과정을 통하여 환자는 분석가에게 애정과 증오 감정이 상호교차하는 복잡한 감정을 겪는다. 그것은 다른 사람에 대한 감정을 분석가에게 *전이(transference)* 시킨다는 것을 보여준다. 전이와 함께 치료에 대한 *저항(resistance)*도 나타난다. 그 저항이 나타나는 때는 자신을 드러내는 것을 당황스러워하거나 또는 자신의 삶에 분석가가 개입하는 것에 대해 분개할 때이다. 환자가 전이와 저항의 문제들을 해결하고 심리적 문제의 근원이 밝혀졌을 때 정신분석은 종결된다.

그녀는 강의에서 분석가-환자 관계의 해소는 자유연상 동안 환자가 말한 것을 분석하는 것보다 더욱 중요하다고 주장하였다. "간과하고 지나간 저항 그리고 알아차리지 못한 전이는 치료 실패를 쉽게 야기할 수 있는 반면, 부정확한 해석은 수정할 수 있다"라고 말했다. 호나이는 또한 정신분석은 개별적인 치료를 넘어서서 전체 정신 또는 마음을 치료하는 것이라고 설명하였다. 이런 점에서 정신분석은 정신적 문제를 인간의 정신이 따로 따로 나누어진 것처럼 접근한 이전의 정신의학에 엄청난 진전을 이룩한 것이라고 생각하였다. 그러나 호나이는 청중들에게 정신분석의 기법이 미술적인 힘을 갖는 것이라고 생각하지 말도록 경고하였다. 정신분석은 "손발

이 묶인 사람을 해방시켜 자유스럽게 자신의 능력을 발휘할 수 있게 해주는 것이지만, 그 사람에게 새로운 손과 발을 줄 수는 없다"고 하였다.

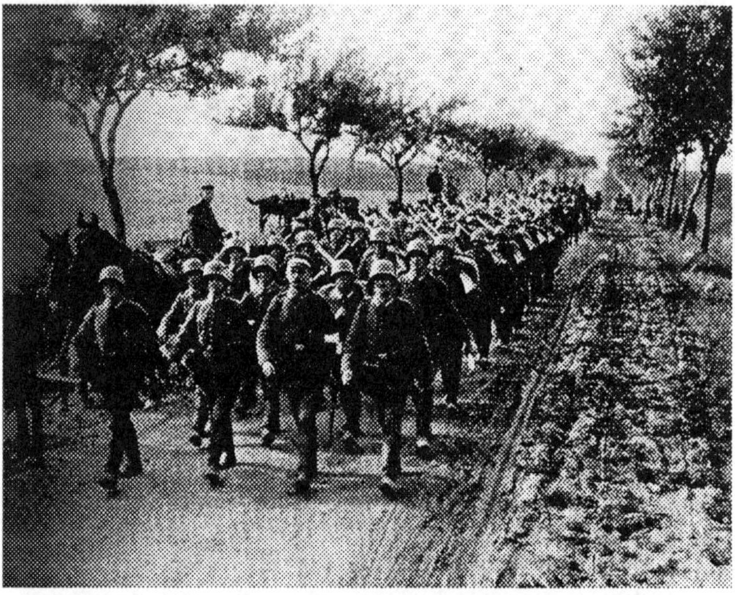

■ 독일 군인들이 제1차 세계 대전 중에 전선을 향하여 행진하고 있다. 이 대전에서 독일은 모욕적이고, 값비싼 패배를 당하였고 이것은 Horney의 조국에 심각한 사회적, 정치적 소용돌이를 야기하였다.

이 강의로 호나이는 성숙한 정신분석가로 등장하게 되었고, 그리고 프로이드의 이론에 자신의 과학적 에너지 모든 것을 바치게 되었다. 바로 그 후 호나이 일가는 부유한 베를린 교외인 젤렌도르프

(Zehlendorf)에 큰 저택을 구입하였다. 3에이커나 되는 집에서 그들은 도시를 휩쓸고 있는 정치적인 격동에서 피난처를 구했다. 제1차 세계 대전은 독일사람들을 지치게 하였고, 독일이 패전으로 기울어지고 있다는 것은 누구에게나 명확하였다. 가정에 있는 사람들은 이때까지 견뎌왔던 궁핍에 지쳤고, 전장에서 돌아온 사람들은 그렇게 많은 피를 흘린 것이 아무 쓸모도 없다는 데 대해 역겨워졌다. 조국의 임박한 패배에 누군가를 비난해야 할 사람을 찾던 독일 시민들은 카이저 빌헬름 2세와 그의 궁정을 향하여 욕설을 퍼부었다. 간헐적인 폭동과 거리의 폭력은 1918년의 대부분의 기간동안 베를린에 만연되었고, 11월 결국 카이저는 왕관을 포기하고 국외로 도망을 가버렸다.

일단 제국 정부가 무너지자, 몇몇 정치적 그룹들이 나라를 지배하기 위하여 힘을 겨루기 시작하였다. 로자 룩셈부르크(Rosa Luxemburg)가 이끄는 공산주의자인 스파르타쿠스 주의자들이 중도 사회 민주당과 여러 우익 그룹들과 투쟁하면서 시위는 가두 유혈 투쟁으로 번져갔다. 1919년 1월 독일은 임시 정부에 대한 선거를 치루었고, 사회 민주당을 의회의 제1당으로 올려놓았다. 바이마르에 모여 의회는 대표 민주주의를 위한 헌법을 제정하였다. 그리고 2월 바이마르 공화국을 선포하였다. 그 해 5월 새로운 정부는 베르사이유 조약에 서명하고, 공식적으로 독일의 패배를 인정하고 전쟁을 종결지었다.

카렌 호나이는 평화가 선포된 이후 자신의 개인 진료실을 열었다. 그녀는 환자 진료를 교외의 자기 집에서 하기도 하였고, 베를린의 진료실에서 하기도 하였다. 대부분의 호나이 환자들은 여자들이었기 때문에 분석가는 여성 심리의 탐구에 자신을 몰두할 수 있었다. 여성으로서, 어머니로서, 그리고 가장 중요한 과학자로서 여성 심리에 대단한 관심을 보였다. 그녀는 더욱 더 많은 시간을 정신분석의 관점에서 여성의 정서적 삶을 조사하는 데 보내었다.

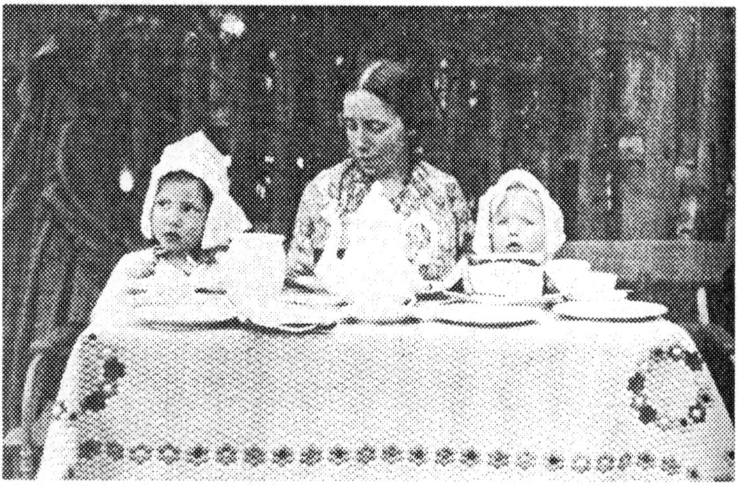

■ 딸 Brigitte (왼쪽)와 Marianne (오른쪽) 과 함께 한 소풍. 그녀는 딸들에게 "훌륭한 정신분석적 양육"을 할 계획이었다.

그리고 곧 프로이드 이론은 여성 심리를 기술하는데 상당할 정도로 부족하다고 결론을 내리게 되었다. 그녀는 여성에 대한 정신분석적 관점을 수정하는 데 착수하였다.

동시에 호나이는 베를린 정신분석 협회 일로 아주 바빴다. 그녀는 베를린 정신분석 협회의 비서 일을 사직하였지만 여전히 활동적으로 일하였고, 그녀는 중요한 위원중의 한 사람으로 인정받았다. 베를린 협회가 진료실을 개설하려고 하였을 때, 호나이는 여섯 명의 설립 위원 중의 한 사람이있고, 유일한 여성 책임자였다. 1920년 2월 협회에서 설립한 진료실 (Poliklinic)은 문을 열었고, 가난한 사람에게 진료하였고, 젊은 분석가를 훈련시켰고, 경험 있는 분석가들이 연구를 할 수 있는 분위기를 장려해갔다.

피트 다임으로 자신의 개인 진료를 계속하면서도 호나이는 또한 협회 진료실에서 진료도 하고, 학생들을 가르쳤다. 상급 교육 분석가인 한스 삭스(Hans Sachs), 그녀의 친구 칼 밀러-브라운쉬바이크(Karl Müller-Braunschweig) 그리고 다른 분석가들과 함께 수련 분석가을 위한 표준화된 교육 프로그램을 만드는 위원회를 설립하였다. 그 후 수 년 동안에 걸쳐 수련 분석가에 대한 공식 자격 요건을 만들었다. 분석가가 되기 위해서는 인정받은 교육 분석가에게 지도 받아야 하고, 지정된 강의에 참석해야 하고, 정신분석가로서 인정서를 받기 전에 정식 논문을 제출해야만 한다. 호나이는 후에 위원회의 일정한 기준을 출판하였는데, 그 논문은 "정신분석훈련 프로그램의 확립: 그 조직화"라는 제목으로 나왔다. 이 논문에서 기술된 프로그램은 오늘날에도 정신분석 수련을 위한 표준틀로서 남아있나.

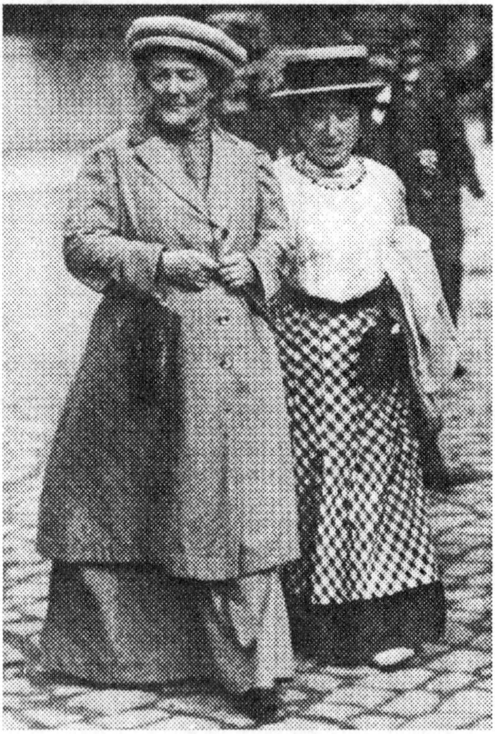

■ Rosa Luxemburg (체크 무늬의 치마를 입은 사람). 그녀는 프롤레타리아 혁명을 위한 1918년의 독일 공산당 투쟁을 선도하였다. 그녀는 우익 권력에 의해 1919년 살해당하였다.

협회 진료소는 국제적 명성을 얻은 후 세계 각지로부터 오는 분석가와 지원자의 수가 늘어났다. 또한 의학계 그리고 지식인들의 관심을 점점 더 받게 되었다. 베를린은 정신분석의 중심지로서 프로이드의 집이 있는 비엔나를 대체해 갔다. 국제 정신분석학회는 베를린을 1922년의 학술대회 개최지로서 선택하였고, 그 학술 대회

의장은 프로이드가 맡았다. 그 해 가을 호나이를 포함한 250명 이상의 정신분석가가 자신들의 연구 결과를 제출하고, 정신분석의 미래를 의논하기 위하여 모였다. 호나이는 동료들에게 논문을 제출하였고 그 논문의 주제는 그 후 13년 동안 그녀가 해야 할 작업 과정을 예시하는 것이었다.

"여성의 거세 콤플렉스의 기원에 대하여"는 여성의 성에 대한 프로이드의 이론을 표현한 논문이었다. 성의 문제를 인간 심리의 중요한 것으로 본 프로이드는 그것을 정신분석의 중심 주제로 삼았다. 그의 이론은 성적 발달 과정을 4단계로 나누었다. 첫 번째 단계는 *유아 성적 시기(Infantile Sexuality)*로서 그 시기는 7세까지 해당되고, 프로이드가 성적이라고 부른 신체적인 일정한 욕구들을 경험하게 된다. 그러나 7세에서 12세까지의 어린아이들은 이런 욕망들을 억압하면서 *잠복기(latency)*라는 시기를 통과한다. 마지막으로 그 후 몇 년 동안의 *사춘기(Puberty)*에는 자신의 성적인 면을 새로 발견하고, 성인의 삶을 특징짓는 성적 행동 패턴을 확립한다. 일단 사춘기가 끝나면, 성숙된 성인의 성적 시기인 *성기 단계(Genital phase)*가 시작된다.

프로이드는 인간의 성적 발달에서 유아성을 가장 중요한 시기로 간주하였다. 그리고 유아성 시기를 다시 세 단계로 세분하였다. 그의 이론에 따르면 한 살 반까지의 시기에는 일차적인 성적 만족을 먹고, 빨고 하는 등의 구강성 활동에서 구한다. 그리고 그 후 일년 반 동안은 항문에 초점을 맞추고, 배변에서 대단한 만족을 구한다.

그리고 3세경 프로이드가 말한 *생식기 단계(phallic stage)*에 들어가고, 그 단계에서 그 생식기는 신체적인 만족의 중심점으로 작용한다. 이 지점에서 여자의 성적 발달은 남성의 것과 달라진다. 그것은 마치 성에 대한 호나이의 관점이 프로이드의 것과 달라지는 것과 같다.

프로이드에 의하면 생식기 단계 동안 소년과 소녀들은 그들의 생식기가 다르다는 것을 깨닫는다. 소녀들은 자신들이 남자 성기가 없다는 것을 "결점(defect)"이라고 결론내리고, 남자 성기를 갖고 싶다는 *남자 성기 선망(penis envy)*을 일으킨다. 나이어린 소녀는 한때는 자신도 남자 성기를 가지고 있었지만, 무엇인가 자신이 잘못하여 그 벌로 남자 성기를 상실하고, 거세의 "증거"로서 "상처" - 질(vagina)이 있다고 믿는다. 이 *거세 콤플렉스(Castration Complex)*는 남성에 대한 열등감과 비통함으로 나타난다고 프로이드는 생각하였다. 임상분석가로서 그녀 자신의 경험에 근거하여, 호나이는 "성기 때문에 여성들 자신이 불리한 입장에 놓여 있다"는 가정은 받아들일 수 없다고 생각하였다. 남성분석가들은 이런 개념이 문제가 있다고 고려하지 않았을 것이다. 왜냐하면 "남성 나르시시즘(이기주의)에서는 이것은 너무나 자명하여 설명할 필요가 없었기 때문"이라고 호나이는 썼다.

"인류의 반이 자신에게 부여된 성에 불만을 품고 있다는 주장은… 여성 나르시시즘에게 뿐만 아니라, 생물학의 입장에서도 상당히 불만스런 것이다"라고 호나이는 주장하였다. 그녀는 어린 소녀가 남자 성기 선망을 경험한다는 것을 부정한 것이 아니라, 그것이 여성 심리에서 차지하는 비중이 그렇게 크지 않다는 것을 주장하였다. 호나이는 또한 여성들이 남자들에 대해 일생 동안 분노와 질투감을 느낀다는 프로이드의 주장에 동의하였지만, 이런 감정들이 남성 성기 선망에서 나오는 것은 아니라고 주장하였다. 대신 호나이는 거세 콤플렉스는 소녀들의 아버지를 포함하는 성적 환상이 충족되지 않을 때 소녀들이 느끼는 실망에서 생긴다고 주장하였다.

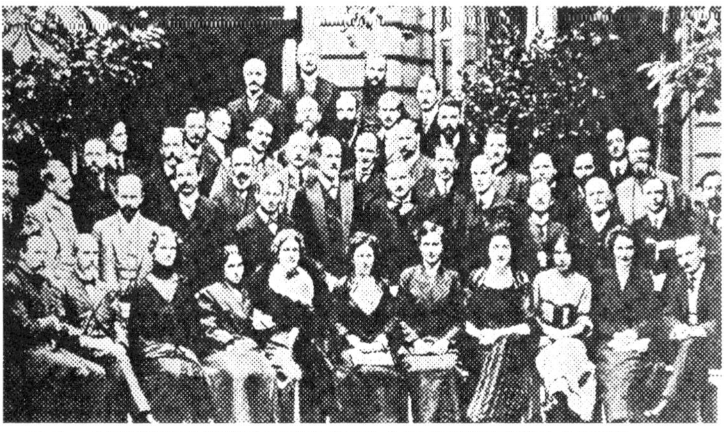

■ Freud (두번째줄의 중앙)와 그의 추종자들이 초기 정신분석 학회에 모였다. 처음부터 여성들은 정신분석운동의 중요한 힘이었다.

프로이드 이론에서는 어린 소녀와 소년들은 자신들의 부모에 대해 무의식적인 성적 욕망을 가진다고 한다. 그 욕망은 대개 근친상간에 대한 거의 전세계적인 금기 때문에 좌절된다. 프로이드는 이것을 외디푸스 콤플렉스라고 불렀다. 그리이스 신화에 나오는 외디푸스는 자신도 알지 못하는 사이에 자신의 아버지를 죽이고, 자신의 어머니와 결혼했던 것이다. 호나이는 소녀가 자신의 아버지에 대한 신체적인 소망을 느끼고, 그것이 충족되는 것이 거부당할 때 아버지에 대해 배신감을 느끼고 화를 낸다고 이론화하였다. 마음의 상처를 입어 그 소녀들은 여성의 역할을 남성의 역할보다 덜 바람직하다고 생각한다. 그리하여 그녀들은 아버지와 겨룰 것을 추구한다. 아버지의 성은 사회적인 그리고 성적인 특권을 준다. 그리하여 아버지에 대한 분노-이것이 연장되어 모든 남성에 대한-와 남성적 특권을 누리고자 하는 욕망은 여성의 거세 콤플렉스를 발생시킨다.

호나이의 논문은 학술대회에서 인정을 받았다. 그것은 부분적으로는 프로이드의 교리에서 그렇게 벗어난 것은 아니기 때문이었다. 그렇지만 그 논문은 그녀를 독립적인 사상가로서 그리고 여성심리학에 대한 전문가로서의 위치를 확립시켜 주었다. 불행하게도 그녀의 성공은 곧 이어 슬픔으로 이어졌다. 1923년 초 오빠인 베른트 다니엘슨이 41세의 나이로 사망하였다. 오빠의 죽음에 충격을 받은 호나이는 그의 죽음을 "정말로 말도 안 되는 것"이라고 썼다. 그러나 계속해서 일을 하였고, 일하는 속에서 위안을 구하였다. 몇 개월 후 번창하는 협회 진료소를 베를린 협회의 정신분석 연구소로 이름을 바꾸었다. 그녀는 그 연구소의 일차적 기능인 교육 프로그램을 책임지고 있었다. 그러나 연구소가 점점 더 번창해가고 활기에 넘치는 것이 베를린이나 독일 전체의 정치적, 경제적 상황을 반영하는 것이 아니었다. 그 뿐 아니라 호나이의 직업적인 성공과 행복이 결혼 생활을 반영하고 있는 것은 아니었다.

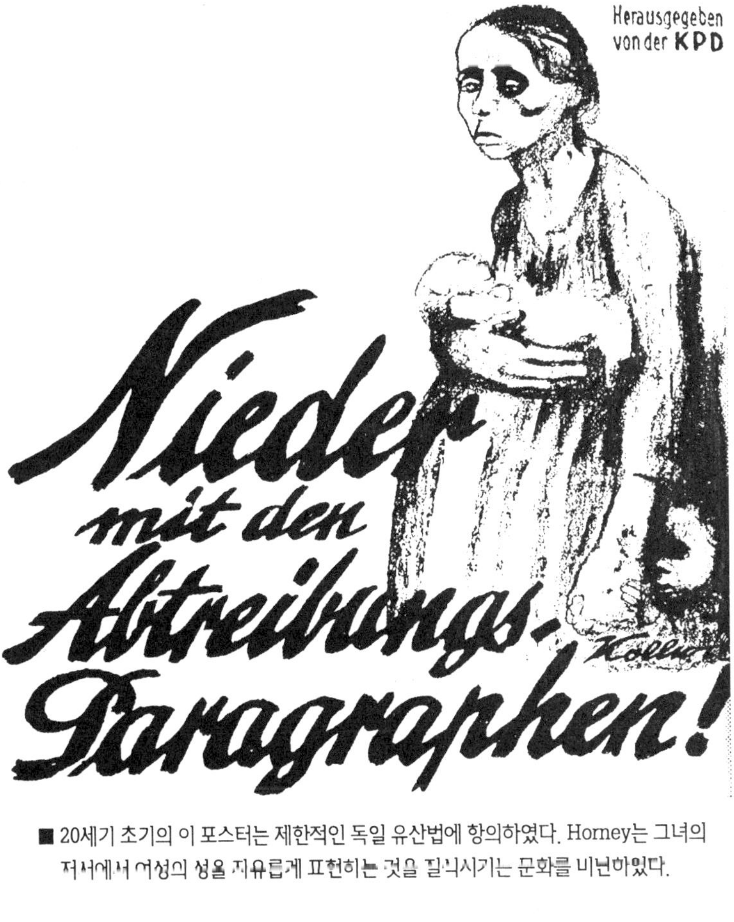

■ 20세기 초기의 이 포스터는 제한적인 독일 유산법에 항의하였다. Horney는 그녀의 저서에서 여성의 성을 자유롭게 표현하는 것을 질식시키는 문화를 비난하였다.

전쟁 부채와 식량 부족에 부담을 안은 독일 경제는 1차 대전 이후로 급속하게 악화되었다. 실업은 점차 늘어났고, 수백 만의 사람들은 일자리가 없었다. 치솟는 물가는 나라를 절름발이로 만들었고, 1923년말 10억 독일 마르크가 1914년에 1마르크의 구매력과 동일하게 되었고, 4조 마르크가 미화 1달러와 같았다. 노동자들에게는 하루에 두 번씩 임금이 지급되었고, 시간이 가면서 화폐의 가치 하락을 알고 있으므로 받는 즉시 돈을 써 버렸다. 결국 독일 금융 체계는 붕괴되었고, 그것과 함께 오스카 호나이의 투자도 붕괴되었다.

오스카 호나이는 자신이 파산했다는 것을 알자 심하게 앓았다. 마침내 그가 8개월 후에 회복되었을 때, 뾰루퉁해 하고, 좌절하였고, 위축되어 있었다. 그 긴장은 호나이의 결혼생활에 종을 울리게 하였고 오스카와 카렌은 서서히 멀어져 갔다.

호나이의 결혼 생활이 어려워진 것이 새삼스러운 것은 아니었다: 그들은 서로 충분할 정도로 좋아했지만, 결혼 초기의 열정은 오래전에 식어버렸다. 서로가 관심이 없는 자신들의 일에 깊이 몰두하였다. 13살, 11살 그리고 8살 먹은 자녀들은 오스카와 카렌 호나이를 연결하는 유일한 끈들 중의 하나였지만 그러나 그것은 아주 약한 끈이었다. 그 시대의 전형적인 아버지인 오스카와 바쁜 학자로서의 카렌은 아이들과 많은 시간을 보낼 수 없었다. 브리기트, 마리안 그리고 레나테는 수년 동안 기숙학교에서 지내거나 또는 여자 가정 교사와 오랜 시간을 보내었다. 그 자녀들의 독립은 카렌 호나이를 기쁘게 하였다. 호나이는 어린이 양육에 대한 자신의 접근을

"좋은 정신분석적 양육"이라고 말했다.

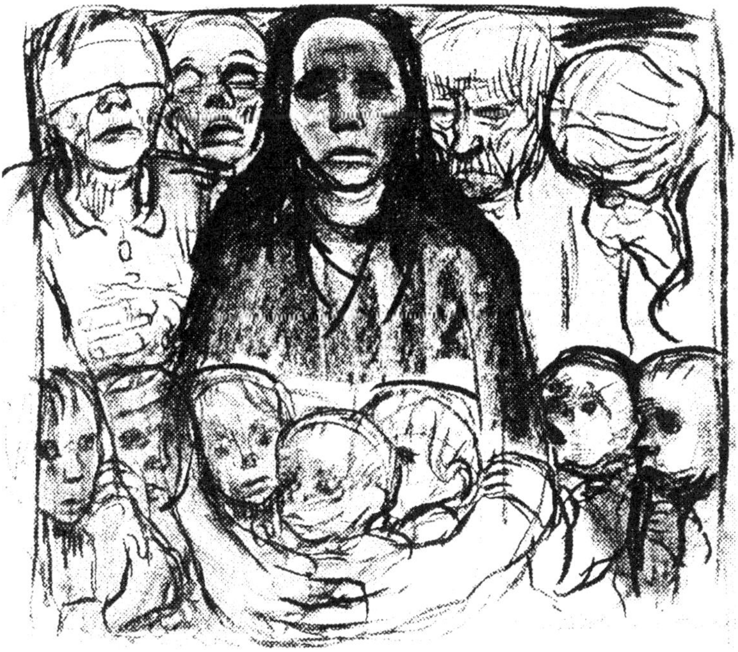

■ Käthe Kollwitz 1923년의 그림. 제목은 살아남은 자들. 이 그림은 제1차대전 이후의 경제적 붕괴의 희생자들을 묘사한 것이다. 1923년의 은행 파산은 Oscar Horney를 망쳐버렸다.

호나이는 딸들을 분석시키고자 결심하고 난 다음에야 비로소 자신의 그런 양육이 갖는 한계를 인식하였다. 그녀는 딸들을 소아 정신분석의 선구자이면서 뛰어나고 논쟁적인 멜라니 클라인 (Melanie Klein)에게 보내었지만, 그러나 그 당시의 클라인은 기법이 완벽한 것은 아니었다. 호나이의 딸들은 분석이 즐겁지 않고 별로 실익이 없다고 생각하고, 어머니인 호나이에게 분석을 그만두게 해달라고 부탁했다.

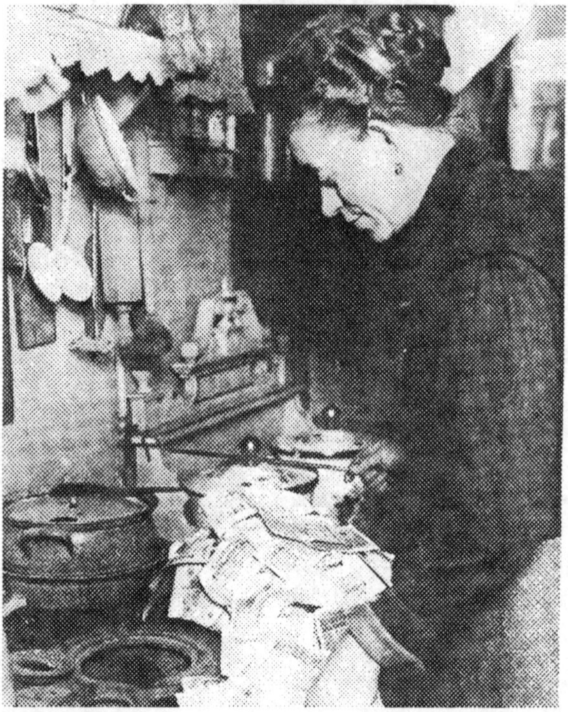

■ 한 독일 여성이 수백만 독일 마르크로 화덕의 불을 붙히고 있다. 제1차 대전 이후 하늘로 치솟는 인플레이션은 독일 통화를 거의 쓸모없게 만들어 버렸다.

그러나 이런 실망으로 호나이가 분석에 대한 신념이 흔들린 것은 아니었다. 그녀는 계속하여 환자들을 치료하고, 학생들을 가르치고, 종종 강의도 하였기 때문에 모든 점에서 찬사를 불러 일으켰다. 잭 루빈(Jack Rubin)이 쓴 호나이의 자서전인 *카렌 호나이: 정신분석의 조용한 반항(Karen Horney: Gentle Rebel of Psychoanalysis)*에서 한 학생은 호나이를 "열정적이고 아름다운 여성으로 그녀를 향해 누구나가 즉각적으로 깊은 신뢰를 불러 일으킬 만한 여성"이라고 회상하였다. 호나이는 또한 정신분석 사회를 넘어서서 종종 분석에 익숙하지 못한 청중들에게도 연설하였다. 청중들은 정신분석 이론에 대한 그녀의 명확하고, 분명한 강의에 열광적으로 반응하였다. 복잡한 개념들을 간단명료한 말로 설명하는 호나이의 재능은 자신의 경력에서 품질 보증과 같은 것으로 남아 있을 것이다.

분석가로서 호나이의 성공에도 불구하고 1925년 말 집을 팔아야만 했다. 정부는 독일 경제를 안정시키려고 하였지만, 오스카 호나이는 사업을 그만두었고 가족은 지불해야 할 빚을 안고 있었다. 호나이는 베를린 중심의 큰 아파트로 이사하였고, 1926년 그들은 별거하기로 결심하였다. 카렌 호나이와 그녀의 세 딸은 더욱 작고, 자신들의 경제적 수준에 맞는 공동주택으로 이사하였다. 그 후 수년간 그들은 가계를 꾸려나가기 위해 노력하였다. 결혼의 실패에 우울해지고 그리고 미래의 불안정성에 대해 걱정하고 있었지만 그럼에도 불구하고 호나이는 큰 짐을 벗어버린 느낌이었다. 40의 나이에 자신의 경력에서 가장 생산적이고 가장 보람 있는 시기를 준비하고 있었다.

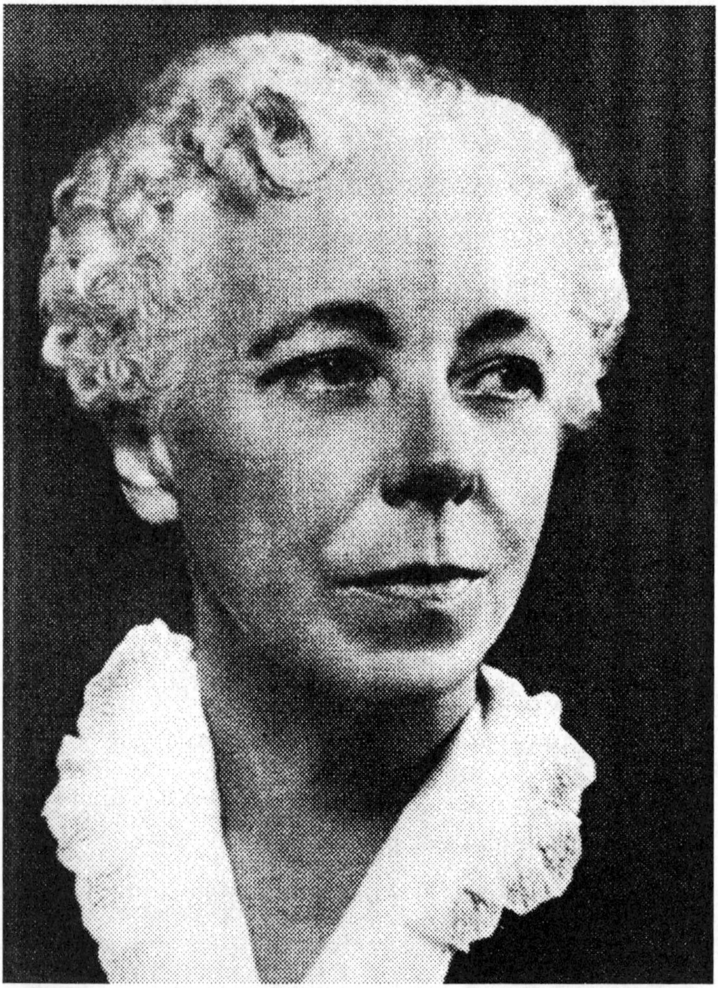

■ 1920년대 후반과 1930년대 초반에 Karen Horney는 여성 심리학에 대한 정신분석적 이론을 형성하였다. 그녀는 자신의 저서 속에서 Freud 이론을 공박하였고, 이것은 전통적 분석가들을 격분시켰다.

제5장
"출 발"

거의 22년전 그녀의 부모들 결혼생활이 파탄이 난 것과는 달리 1926년의 카렌 호나이의 별거는 스캔달로 여겨지지 않았다. 세월이 흐르면서 독일은 변했고, 특히 국제적인 도시인 베를린의 경우는 그랬다. 그리고 여성들은 이제 교육, 직업 그리고 개인적 독립을 즐길 수 있었다. 이런 것은 이전에 그들이 알고 있던 어떤 것과도 달랐다. 이런 진전은 대개는 제1차 세계대전의 결과에서 온 것이고, 정치적, 경제적 격동뿐만 아니라, 독일 사회 전체를 격변의 사회로 몰아넣었다. 좌절되고, 환멸을 느낀 이전의 보수적 시민들은 자신의 전통적 가치관에 회의를 느꼈고, 그리고 많은 베를린 시민들은 이전의 낡은 가치관을 던져버렸다. 오랜 동안 확립되어 온 제도들, 예를 들면 종교, 결혼 그리고 법 등을 냉소적인 시각으로 바라보았고, 개인적인 자유를 이상적인 가치로 받아들였다. 많은 사람들이 자유연애와 공개적인 결혼을 실험하였고, 그리고 새로운 사회적 그리고 문화적인 운동들을 열광적으로 환영하였다.

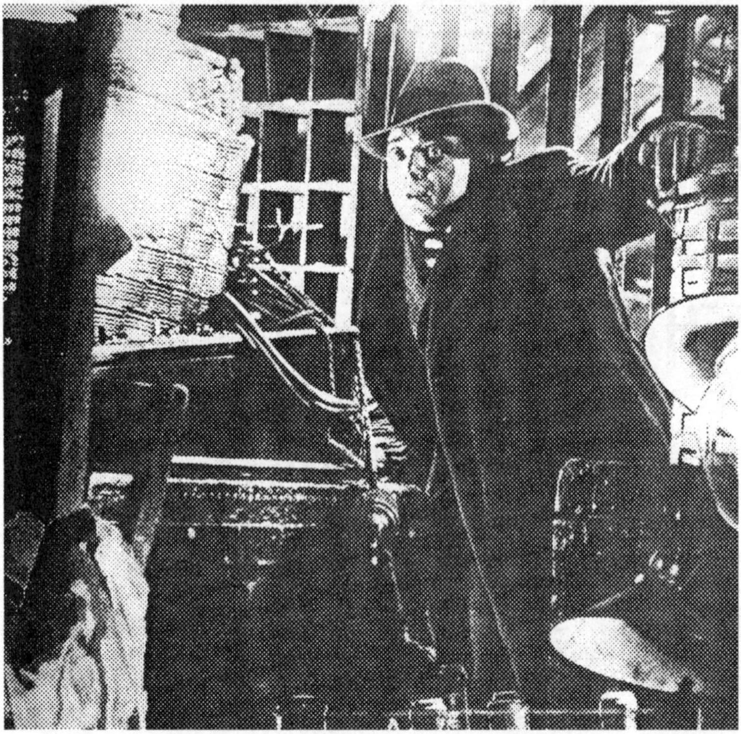

■ 1932년 Fritz Lang의 영화 M 의 한 장면. 이 작품은 양 세계 대전 사이에 일어난 독일 표현주의 영화의 전형적인 것이었다. 이 영화들은 심리적인 주제들을 탐색해 가기 위해 종종 혼란스러운 이미지들을 사용하였다.

베를린의 예술가들과 지식인들은 이런 진보적인 분위기에서 영양분을 섭취하였다. 베를린에서 물리학자 알버트 아인쉬타인(Albert Einstein)은 상대성이론을 창안하였고, 예술가 조지 그로쯔

(George Grosz), 트리스탄 짜라(Tristan Tzara) 그리고 다다이즘 동료들은 반항적인 예술 작품으로 예술 세계를 격분시켰다. 영화인 프리츠 랭(Fritz Lang)은 시네마를 혁신하였고, 그리고 극작가인 베르톨트 브레히트(Bertolt Brecht)는 독일 연극을 재정립하였다. 그러는 동안 베를린 시민들은 건축가 발터 그로피우스(Walter Gropius)와 미에 반 데 로에(Mies van der Rohe)의 작품과 화가인 바실리 칸딘스키(Wassily Kandinsky)와 폴 클레(Paul Klee)와 바우하우스(Bauhaus) 디자인 운동의 작품들을 환영하였다. 칸딘스키와 클레는 막스 베크만(Max Beckman)과 별로 알려지지 않은 다른 예술가들과 함께 또한 독일의 표현주의 회화를 1920년대에 최고 정상에 올려놓았다. 표현주의는 세계의 해석에서 아주 감정적이고, 고도로 개인적인 입장을 취한다. 이런 표현주의는 독일의 문학, 연극, 그리고 또한 영화를 장악하였고, 위대한 무성 영화인 *The Cabinet of Doctor Caligari*와 같은 명작을 낳았다.

심리학의 아방가르드로서 정신분석자들은 베를린은 자신들의 생활과 진료를 하는 데 환영할 만한 장소라고 간주하였다. 카렌 호나이는 동료들과 비교하여 그렇게 동조주의자적인 입장은 아니었지만 자극적인 도시 환경에 성공적으로 생활해갔다. 이제는 결혼의 중압감에서 벗어나서 그녀는 종종 저녁 시간을 카페에서 정신분석, 정치 그리고 철학 등을 학생과 친구들과 논의하면서 보냈다. 카페에서 만난 사람들 중에는 당시 정신분석의 학생이던 에리히 프롬, *"서부 전선 이상 없다(All Quiet on the Western Front)"*의 저자인 에리히 마리아 레마르크(Erich Maria Remarque), 그리고 개신교 신학자인 폴 틸리히(Paul Tillich)등이 있었다. 종교, 정신분석, 사회주의 그리고 실존주의 사이의 관계에 대한 틸리히의 관점은 후에 호나이의 정신분석 이론에 심대한 영향을 미쳤다.

오스카 호나이와 헤어지고 독일을 빠져 나오기까지 6년간 카렌 호나이는 정신분석 논문 17편을 썼고, 그 중 13편이 여성 심리를 주제로 쓴 것이었다. 이 논문들에서 그녀는 점차로 프로이드에 대해 비판적이 되어갔고, 정통 정신분석에서 멀어져 갔다. 호나이는 광범위한 환자와의 작업으로 프로이드 이론 특히 여성에 관한 한 적어도 두 가지 점에서 심각한 오류가 있다고 확신을 가졌다: 즉 남자 성기 선망에 지나치게 중점을 두는 것을 당연하게 여기는 것과 심리적인 발달에 사회적인 요인들의 비중을 지나치게 적게 두는 것이었다.

여성과 남성의 성적인 문제에 대해 초점을 맞추면서 정신 분석적으로 남성의 성기를 강조하는 것은, 호나이의 입장에서는 남성적 시각의 편향성 때문이라고 여겨졌다. "정신분석은 한 남자 천재의 창조물이다. 그리고 이 이론들을 발전시킨 거의 모든 사람들도 남자이다"라고 1926년에 썼다. 이것 때문에 "이제까지의 여성 심리학은 단지 남성의 관점에서만 고려되었다." 남성 편향적인 정신분석 이론이 전체적인 문화를 반영하고, 거기에서 "인간"은 "남성"과 동일시되고, 남성적인 시각이 객관적인 진리를 대표한다고 가정된다. "우리의 문화는 남성의 문화"라고 호나이는 말하면서 그런 문화는 여성들에게 억압적이고 남성들이 만든 사회적 원리를 따르도록 요구하고 있다고 지적하였다.

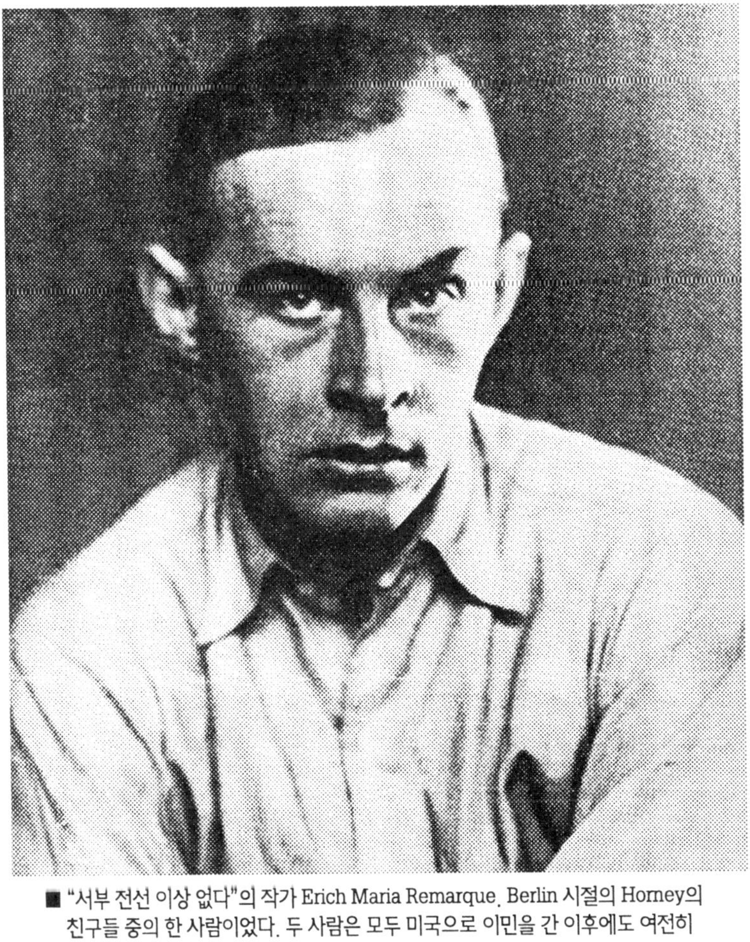

■ "서부 전선 이상 없다"의 작가 Erich Maria Remarque. Berlin 시절의 Horney의 친구들 중의 한 사람이었다. 두 사람은 모두 미국으로 이민을 간 이후에도 여전히 절친하게 지냈다.

"남성 문화"의 한 구성원으로서 프로이드 추종자들은 여성의 정신과 감정은 남성 심리를 지배하고 있는 원리와 동일한 생식기적 의식으로 지배된다고 가정하였다. 그러나 호나이가 여성 환자들을 광범위하게 진료하면서 프로이드의 가정 즉 남자 성기의 상실이 여성 심리를 지배하는 가장 강력한 힘이라는 가정에 동의할 수 없었다. 대신 그녀는 여성의 생리적인 면을 인정하고, 여성만이 갖는 독특한 성질(여성성, feminity)을 긍정적으로 인식하는 것이 마치 소년들에게 남성 성기의 존재와 남성적 자아 정체감이 중요한 것과 동일하게 소녀들에게는 중요하다고 여겼다.

프로이드의 주장은 나이 어린 소녀들은 프로이드가 1933년에 말한 "소년의 아주 우수한 장치"가 없기 때문에 소년의 남자 성기를 선망한다는 것이었다. 이와는 달리 호나이는 나이어린 소녀들이 느끼는 *일차적 남자 성기 선망(primary penis envy)*은 소년에 대한 열등감에서 나오는 것이 아니라, 세 가지 단순한 신체적 요인들에서 생기는 것이라고 주장하였다. 나이 어린 소녀가 소년을 부러워하는 것은 소년이 자신의 성기를 더 쉽게 볼 수 있고, 만질 수 있고, 서서 소변을 볼 수 있기 때문이다. 그러나 이런 일차적 남자 성기 선망은 곧 사라지며, 그리하여 이것이 이후의 여성 성적 발달 과정을 결정하지는 않는다.

물론 호나이는 많은 소녀들이 그녀가 *이차적 남자 성기 선망(secondary penis envy)*이라고 부른 감정을 느끼고 있다는 것을 인식하고 있었다. 그러나 프로이드의 이론과는 달리 이런 선망–남성 역할을 하고 싶다는 소망으로 나타난다-은 초기 어린 시절의 실제적인 경험에 바탕을 두고 있다. 호나이가 1923년의 논문에서 기술한 바와 같이 아버지에 대한 외디푸스적 소녀들의 공상은 아버지 비슷한 존재가 되기를 원한다. 호나이는 이런 것을 이차적 남자 성기 선망이라고 정의하고, 이것은 "여성들이 실제로 사회적인 삶에서 겪는 불이익으로 인해 강화되고 뒷받침된다."고 하였다. 사회는 태어날 때부터 소년보다 열등하다고 가르치기 때문에, "소녀는 남성을 선망할 만한 이유가 있다…. 이런 사회적 선입관이 의식적인 차원에서 남성 선망을 정당화하는 데 일정한 역할을 하고, 그리고… 자신의 여성적 역할을 내적으로 인정하는 것을 방해한다."

호나이는 남성의 세계에서 여성으로 살아가는 어려움에도 불구하고 정말로 남성이 되기를 원하지 않는 여성들이 있다고 하였다. 프로이드의 입장과 정면에서 반대되는 호나이의 관점에서는 여성 자신들이 여성이라는 것을 즐기는 것은 남성에 대한 선망과 분개의 감정이 여성 심리에서 중요한 역할을 하는 만큼 이것은 여성의 감정적 삶에서 중요하다는 것이다. 여성들이 성적으로나 감정적으로 불만이 있을 때, 그것은 대개 남자가 되고자 하는 깊이 뿌리박힌 소망에 기인하는 것이 아니다. 대신에 그런 불만은 문화적인 힘에 대한 반응으로서 일어나는 것이다. 그 문화적인 힘은 "자신의 여성스러움(feminity)을 자유롭게 펴나가는 것을 방해하는" 힘이다. "남성 문화"에서 평가 절하되고, 간혀버린 여성은 반드시 자신과 자신의 여성스러움에 좋은 감정을 얻고 유지해나가도록 싸워나가야만 한다.

반면 프로이드는 여성은 단지 임신과 출산에서만 진정한 성적 만족을 얻을 수 있다고 여전히 주장하였다. 어린이는 여성이 결코 가질 수 없는 남자 성기의 대용물이다. 호나이는 이것을 거부하였다. 출산은 단지 여성으로 태어난 "불행"에 대한 위안이 아니다. 오히려 그것은 여성만이 느낄 수 있는 유일하고도 총체적인 경험이고, 풍부한 여성스러움(womanhood)의 표현이다. 이것은 남자 성기 선망의 관점에서는 완전히 무시해버린 주제이다. 호나이는 "생명을 잉태한 축복받은 생각… 젖을 빨릴 때의 깊숙한 즐거운 만족… 그리고 유아기 때의 행복감"을 프로이드는 여성들이 남자 성기를 바라지만 가질 수 없어 대신 이런 육아 행동을 통해 남자 성기에 대한 욕구를 상상으로 만족한다는 식으로 축소시켜 버리는 데 놀랐다.

호나이는 곧 왜 프로이드가 모성을 그렇게 등한시 하는가을 설명하기 위한 이론을 만들었다. 남성 환자를 진료하면서 "임신, 출산 그리고 모성에 대한 강력한 선망을 남성들이 가지고 있다는 데 아주 놀랄만한 인상"을 받았고, 이런 "자궁 선망"은 몇 가지 함축적인 의미를 가지고 있다는 것을 알았다. 이런 것들 중 어떤 것들은 긍정적인 의미를 지니고 있었다. 예를 들면 어린이를 잉태하고 싶다는 그들의 소망을 창조적인 활동으로 전환시키는 것 등이다. 그러나 여성의 생식 능력에 대한 남성의 선망은 양성간의 관계에 부정적인 영향을 미친다. 남성은 결코 자신들이 바라는 모성을 경험할 수 없기 때문에, 그것을 "부담스럽고 그리고 아기를 밸 수 없다는 것을 기쁘게" 여기면서 여성의 생식 능력을 경멸한다고 호나이는 썼다.

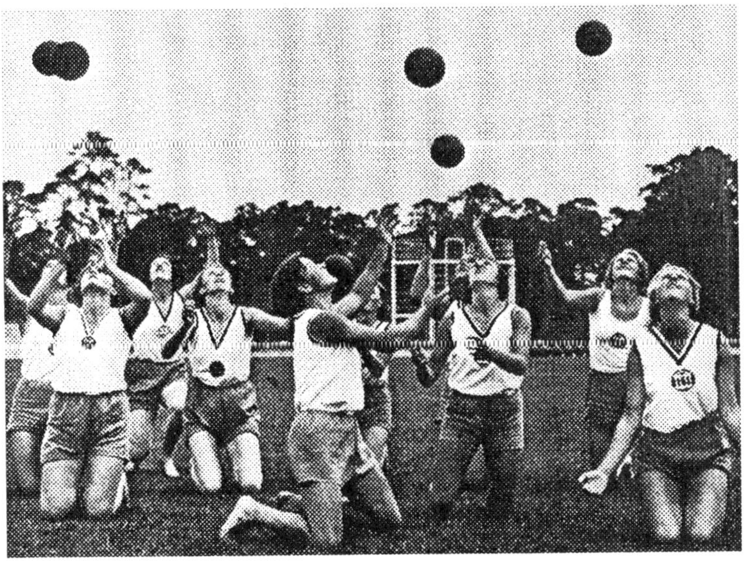

■ 20세기 초기 여성 교육의 향상으로 인해 여학생들은 체육 시간에 참여하게 되었다. 나치는 독일 여성주의자들이 달성한 이 진보를 역전시킬려고 하였다.

여성의 성적 기능을 얕잡아 보는 것은 여성 전반에 대한 경멸로 확대되고, 여성은 "이등 인간이고… 월경과 출산의 불쌍하고도 피투성이가 되는 비극으로 진정한 것을 이룩할 수 없다"는 문화적인 개념으로까지 확대된다. 여성을 동정의 대상으로 보면서 자신이 여성으로 창조되지 않았다는 것을 "모든 남성은 몰래 신에게 감사해야한다…."이라고 썼다. 호나이는 프로이드의 여성 심리학은 이런

기도를 세련되게 설명한 것이라고 간주하였다.

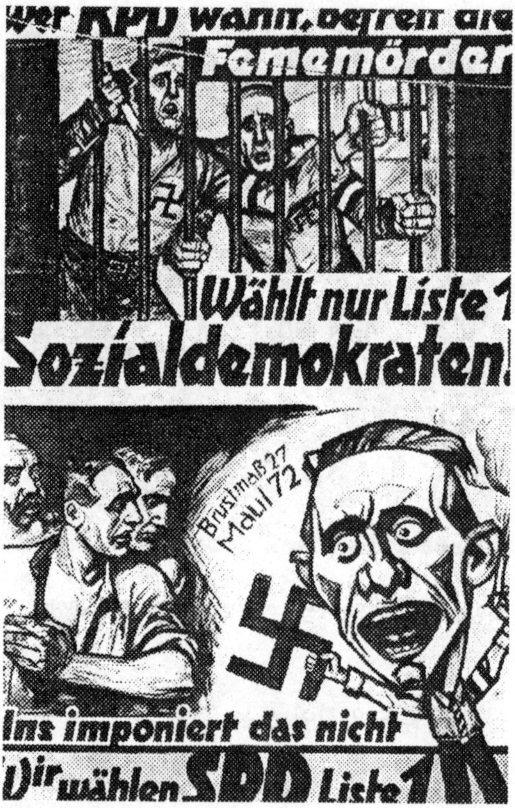
Femémörder
Wählt nur Liste 1
Sozialdemokraten!
Brustmaß 27
Maul 72
imponiert das nicht
wählen SDD Liste 1

■ 사회 민주당은 1930년의 독일 선거에서 나치에 맞써 그림과 같은 감각적인 포스터를 사용하면서 통렬한 선거운동을 하였다. 그러나 나치는 독일 의회의 100석을 차지하였다.

프로이드 자신은 정신분석이 여성 심리에 관해 제시하는 것이 아직 완전한 것은 아니라는 것을 인정하였지만, 마지못해 인정하는 셈이었다. "우리는 여성의 본성이 성적 기능으로 결정되는 범위 내에서만 여성에 대해 기술한다." 그리고 망설이면서 다음과 같이 양보한다, "개별 여성은 이런 것과는 별개로 인간일 수 있다." 프로이드는 여성 심리에 대해 더 많은 작업이 필요하다는 것을 알고 있었지만, 호나이 – 그리고 자신에게 동조하지 않는 다른 사람들 – 가 프로이드 자신의 이론을 수정하려는 시도를 진심으로 좋아하지 않았다. 1925년 심지어 호나이가 프로이드에 대해 가장 강력한 논쟁을 일으키기 전에도, 프로이드는 그녀의 작업을 "남성과 여성을 동일한 지위, 동일한 가치를 가지고 있다고 우리에게 강요하는 데 노심초사하는 페미니스트들"의 노력으로 폄하하였다. 프로이드는 1937년 호나이와 그녀에 동조하는 사람들이 작성한 논문을 읽고 난 후 "여성들이 남성들과 탐욕스러울 정도로 동등해지려고 열렬하게 바라는데, 그런 동등성과 모순되는 이론을 받아들이기를 거부하는 것은 너무나 당연하다." 그는 남성과 여성을 "위치와 가치 면에서 동등하다고" 여기는 정신분석적 작업들은 가치 없는 것이라고 거부하였다.

프로이드의 지도를 받고 있는 호나이의 많은 동료들은 확실히 그녀에게 점차로 냉담해져 갔다. 분석가 집단의 대부분은 프로이드를 의심할 수 없는 존경심으로 보았고, 프로이드의 업적에 비판을 가하는 것을 참을 수가 없었다. 호나이가 경험 많고 아주 훌륭하고 재능이 있는 분석가로서 명성을 얻었고, 1920년대를 통하여 베를린 정신분석 협회의 비서로서 업무를 보았지만, 그녀의 명성은 프로이드가 인정하지 않음에 따라 곤경에 처하게 되었다. 호나이의 보수적인 동료들은 그녀를 점차 말썽꾼으로 보았고 그리고 그녀에게 거리를 두기 시작하였다. 마침내 1931년 1월 호나이는 공식적인 지위를 사직하였다. 그러나 그녀는 이런 곤경에 처한 유일한 분석가는 아니었다. 이미 몇몇의 반대자는 – 그들 중 일부는 호나이의 친구들이었다 – 직업적인 자유를 찾아 베를린을 떠났다. 그들이 선택한 장소는 미국이었다.

베를린의 황금시대는 끝나가고 있었다. 유럽과 미국이 대공황에 빠짐에 따라, 독일의 취약한 경제 – 이것과 함께 인위적인 베를린의 번영도 – 는 붕괴되었다. 하늘로 치솟는 실업은 정치적인 어려움을 더욱 가중시켰고, 많은 독일 사람들은 경제적 고통을 정부를 지배하고 있는 정당이었던 사회민주당에게로 비난의 화살을 돌렸다. 불만스러운 대중들은 두 개의 정당에 상당한 지지를 보내기 시작하였다. 그 두 개의 정당은 공산주의자들과 나치라고 더 잘 알려진 국가사회주의자들이었다. 사적 소유, 경제적 불평등 그리고 조직화된 정부를 철폐하는 것에 초점을 두는 이데올로기 공산주의는 나치와는 극단적으로 입장이 달랐다. 나치는 인종주의, 성 차별주의, 반셈족주의, 군국주의 그리고 파시즘, 열광적인 민족주의 철학 그리고 모든 생활을 지배하는 견고한 국가 지배를 지지하였다.

독일에 법과 질서를 가져다 주겠다는 나치의 약속은 국가의 정치적, 경제적 그리고 사회적 혼란에 지친 많은 사람들에게 호소력을 지니고 있었다. 1926년에 전국에서 26,000명의 당원에서 1931년에는 400,000명의 당원으로 늘어났다. 나치는 1930년 9월의 선거에서 6백 5십만의 표를 얻었고, 독일 의회에서 100명의 의석을 확보하여 주요한 정치적 권력을 가진 당으로 확고해져 갔다. 나치는 지지와 신임을 얻어가면서 자신의 정치적 반대파들을 특히 베를린에서 탄

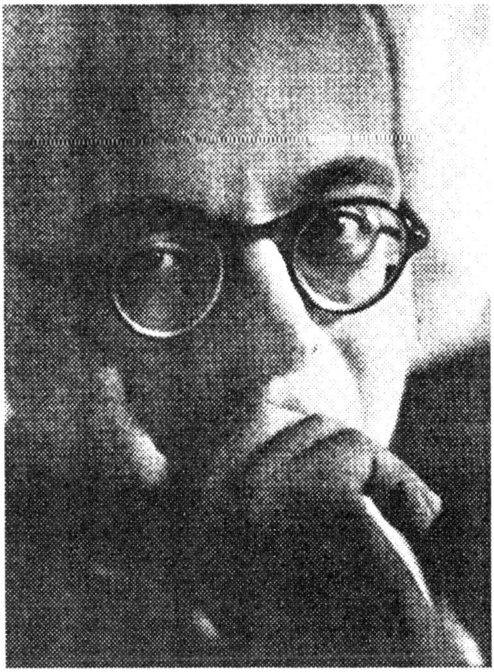

■ Lionel Blitzsten. 그는 시카고 정신분석 연구소의 공동 창립자였다. 그는 Horney와 마찬가지로 정신분석의 여러 관점에서 Franz Alexander와 일치하지 않았다

압하기 시작하였다. 사회민주당과 공산주의자들을 지지하는 베를

린 시민들의 강력한 저항에 부딪치자 나치들은 거리에 몰려나와 그들의 적들에게 폭력을 행사하였다.

독일의 생활이 급속히 악화되고 또한 호나이 자신의 동료들이 인정해주지 않는 문제에 봉착한 카렌 호나이는 서쪽을 쳐다보았다. 정신분석은 미국에서 발판을 얻어가고 있었으며, 그리고 그녀의 이전 베를린 동료들은 이미 그 곳에서 교육 프로그램을 만드는 작업을 하고 있었다. 그들 중의 한 사람인 프란쯔 알렉산더(Franz Alexander)는 시카고로 가서 정신분석 연구소를 설립하였다. 1931년 중반 그는 호나이에게 전화를 걸어, 자신과 합세하여 프로그램을 만들어나가는데 도움을 달라고 청하였다. 그녀는 부감독관 자리의 제의를 받아들여, 다음 해에 새로운 일자리를 시작할 준비를 하였다.

호나이는 두 딸과 함께 독일을 떠날 준비를 하면서 몇 달을 보내었다. 21세가 된 브리기트는 유망한 배우로서 일을 시작하였고, 계속 그 일을 할 수 있게끔 독일에 남아 있기를 원하였다. 18세인 마리안은 프라이부르크 대학에서 의학을 공부하고 있었고, 미국으로 가기 전에 공부를 마칠 작정이었고, 미국에서 의사 수련을 받을 계획이었다. 그녀와 함께 여행을 할 호나이의 유일한 딸은 15살의 학생인 레나테였다. 친구, 가족, 조국에 안녕을 고하면서 두 호나이는 1932년 8월 새로운 세상을 향해 떠났다.

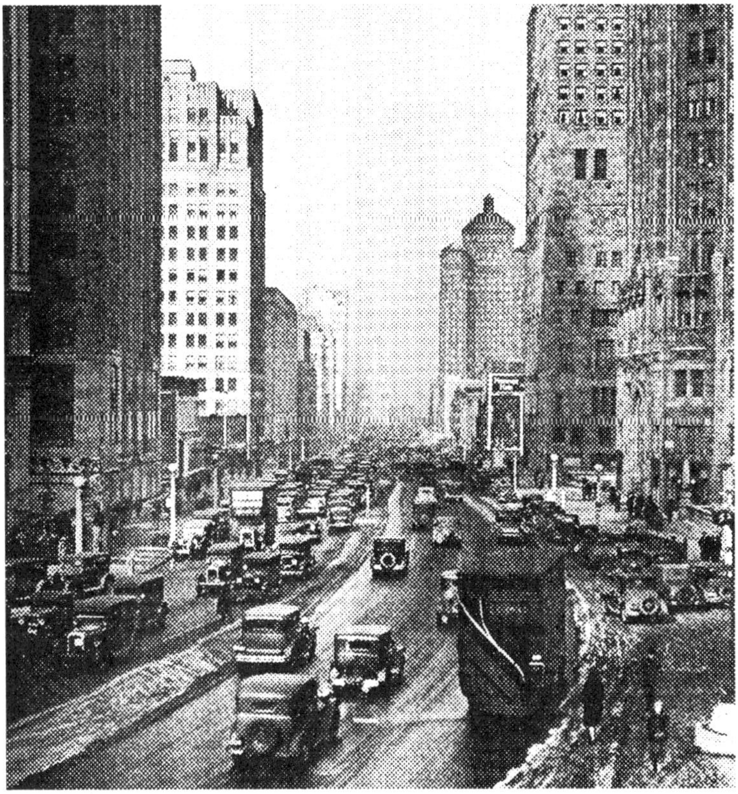

■ Horney가 1932년 시카고에 도착하였을 때 도시는 팽창의 중심지였다. 여러 가지 점에서 Berlin을 연상시켰다. 어떤 작가는 "유럽의 시카고"라고 이름붙였다.

카렌과 레나테 호나이는 시카고에 도착하였다. 시카고는 번창하고 북적거리는 성장하는 도시로서 1920년대의 베를린을 연상시켰다. 그러나 베를린은 문화가 오래된 유럽의 도시였던 반면, 시카고는 갓 젊은 상업도시로서 대공황의 깊은 시기에도 다소 건방진 이미지를 주는 도시였다. 미국에서 주류 판매를 금지한 헌법 18조 수정안은 중서부의 도시를 폭력적인 주류 밀매업자와 갱들이 술 암시장을 지배하기 위해 싸우는 중심지로 탈바꿈시켜 버렸다. 호나이는 첫날 밤 호텔 로비에서 강도와 총격전을 보았을 때 사실 시카고의 어두운 세계를 얼핏보았던 것이다.

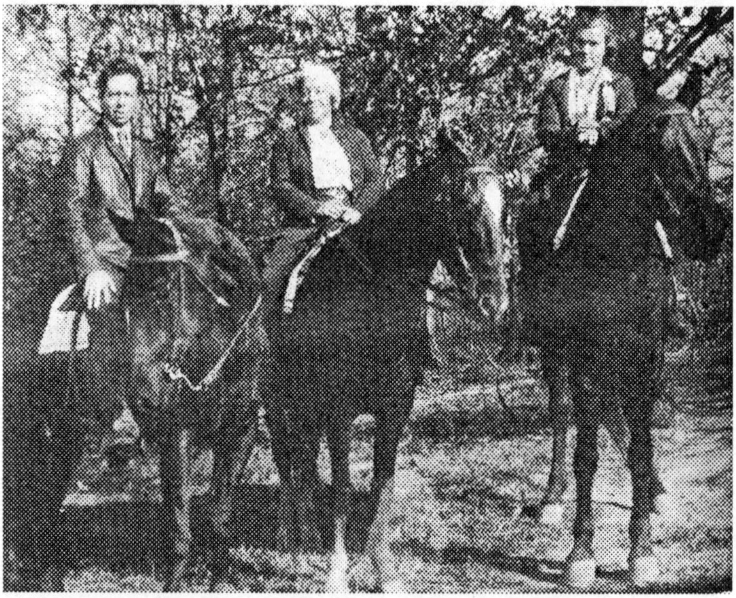

■ Horney (중앙)는 동료 Leon Saul (왼쪽)과 딸 Renate와 함께 Illinois 교외에서 승마를 즐기고 있다. 분석가 Horney는 미국생활에 수월하게 적응하였다.

정상적인 일상생활로 안정되기를 희망하면서, 그 도시의 북쪽에 있는 정신분석 연구소 근처의 아파트에 세들었다. 레나테는 상급학교에 등록하였고, 그녀의 어머니는 자신의 일을 잡았다. 일곱 명 스텝 중의 한 사람으로서 호나이는 학생들의 교육 분석을 하였고, 환자 진료를 감독하였고 그리고 정신분석 기법과 여성 심리에 대한 강의를 하였다. 학생들과 동료들은 그녀가 유럽에서 수련을 받았다는 것과 선생으로서 그리고 이론가로서 그녀의 재능에 대해 깊은 존경심을 보였다.

그럼에도 불구하고 호나이는 일리노이주 의학단체에서는 특별한 대접을 받지 못하였다. 미국에서 진료할 자격을 얻기 위해 수 개월 동안 공부하여 영어 시험을 통과해야만 했다. 미국 의사 자격증을 얻는 것은 호나이가 진료를 할 수 있다는 것 뿐만 아니라 의사 사회와 일반 사람에게서 분석에 대한 지지를 얻으려는 시도에 도움이 되는 것이었다. 이런 목적으로 호나이와 연구소 동료들은 분석에 익숙하지 않은 일반 청중들에게 많은 강의를 하였다.

이런 작업을 하는 과정에서 호나이는 의사 사회의 사람 이외에 많은 훌륭한 지식인들을 만나게 되었다. 예를 들면 인류학자 마가렛 미드(Margaret Mead)와 같은 사람이다. 인간의 행동에 미치는 문화적 영향을 연구한 미드의 입장은 호나이 자신의 작업과 일맥상통하는 것이었다. 호나이는 인류학을 매력적이고 유용한 것으로 생각하였고, 점차로 자신의 심리학 이론에 문화적 요소들을 더욱 더 고려하게 되었다. 호나이가 만난 또 다른 훌륭한 사람은 사회철학사인 에리히 프롬(Erich Fromm)이었다. 그녀가 처음에 그를 만난 것은 협회 진료소에서 정신분석을 공부하고 있던 베를린에서 였다.

호나이는 사람들이 자신의 사회에 어떻게 적응하는가에 대한 프롬의 이론을 아주 흥미 있게 보았다. 철학자로서 정신분석가로서 프롬은 사회적인 문제를 분석하기 위해 프로이드의 이론을 사용하였다. 정신분석 이론을 형성해가면서 사회적 주제들을 고려하는 프롬과 호나이는 특별히 무엇인가의 성과물을 만들어 가는 일로 맺어진 관계를 유지하였다. 그들은 수 년 동안 절친한 친구 관계를 유지하였다.

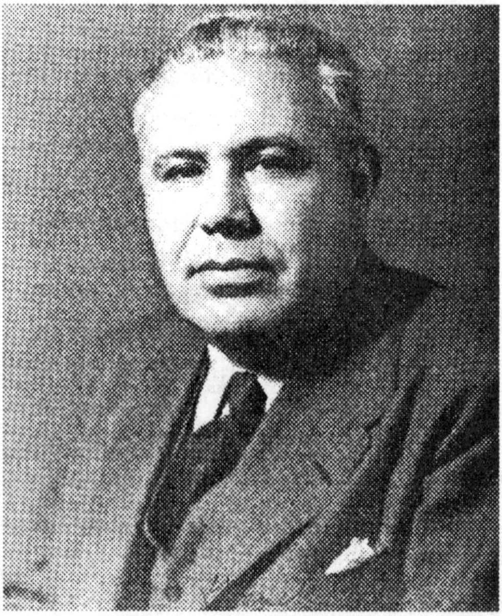

■ Horney가 시카고에 온 지 2년도 되지않아 Franz Alexander와의 분쟁에 휘말려 들어갔고 그리하여 그녀는 정신분석의 진료를 하기 위해 뉴욕으로 이사하기로 결정하였다.

호나이는 정신분석 연구소의 운명과 함께 성공해나갔다. 전문 직업인로서 자신의 걸음을 걸어 나가면서 호나이는 미국 생활에 적응하였고 자신이 미국의 생활을 아주 좋아한다는 것을 알았다. 1933년 1월 나치의 지도자 아돌프 히틀러가 독일의 수상이 된 바로 그 달에 호나이는 시카고의 지방 법원에 가서 그리고 미국 시민이 되기 위한 "신고"를 하였다. 그녀는 자기가 선택한 나라의 자유를 즐기는 것을 배웠고, 유럽식의 겸양과 자제를 치워버리기 시작하였다. 호나이를 처음으로 묘사한 마가렛 미드는 "'전형적인' 비엔나의 지식인으로서… 외모를 무시하는" 그런 모습으로 표현하였지만, 곧 이 분석가가 "값비싼 모자와 옷을 입은 우아한 사람"이 되어가는 것을 목격했다.

미국에 확고하게 자리를 잡은 카렌 호나이는 완전히 정신분석에 관심을 집중할 수 있었다. 그녀는 미국에서의 첫 번째 중요한 논문 "여성 피학증의 문제(The Problem of Feminine Masochism)"를 미국 정신분석 협회(APA)의 워싱턴 집회에 제출하였다. 여성 심리에 대한 프로이드의 이론을 다시 언급하면서 그녀는 프로이드의 개념 즉 여성은 내재적으로 피학적이다는 것, 다시 말하면 지배당하고 심지어는 학대받기를 즐긴다는 것을 거부했다. 호나이의 임상 경험에 의하면 여성이 일반적으로 복종적인 역할을 하게 되는 이유는 생물학적 경향에서가 아니라 "여성의 '자연성' 에 대한 고착된 이데올로기 즉 여성은 태어날 때부터 약하고, 감정적이고, 의존성을 즐기고, 독자적인 일을 하거나 자율적인 사고를 하는 데 제한된 능력을 가지고 있다는 이데올로기 때문이다. 이런 이데올로기는 여성들이 자신의 복종적인 역할에 잘 적응해 나가도록 하는 기능을 할뿐만 아니라, 그 이데올로기는 충족되어야 하는 갈망이고, 여성들이 노력해서 이루어 내어야 하는 이상이라는 믿음을 뿌리내리게 하는 기능을 한다."

분명히 호나이 자신은 자율적인 사고를 할 수 있는 능력이 있었다. 그리고 다시 한 번 학문의 독립성이 문제를 야기하기 시작하였다. 그녀는 이미 정신분석 교육에 대한 연구소의 방침을 포함한 몇 가지 문제를 놓고 프란쯔 알렉산더와 갈등을 일으켰다. 알렉산더는 그런 문제들에 대해 더욱 더 정통적 관점을 유지했던 반면, 호나이는 종종 새로운 기법을 실험하는 것을 선호하였다. 그들이 서로 동의하지 않는 것은 미국 정신분석 집단에서 프로이드를 추종하는 사람들과 수정주의자들의 균열을 반영하는 것이었다. 호나이는 더욱 더 논쟁적인 문제에 대한 책을 출판하여 수정주의자들의 집단에 단호하게 가담하였고, 그리하여 자신과 보수적인 알렉산더 사이에 긴장은 더욱 높아졌다. 그러나 동부해안 지역의 분석가들은 그녀의 작업을 호의적으로 따뜻하게 받아들였다. 호나이는 종종 워싱턴-볼티모어 정신분석 협회와 뉴욕 정신분석 협회와 연구소에서 강의하였다. 그리고 두 조직과 강한 연대감을 형성하였다. 1934년 9월 정신분석 연구소와 계약이 끝나자, 그녀는 뉴욕으로 이사하여 개인 진료실을 열었다.

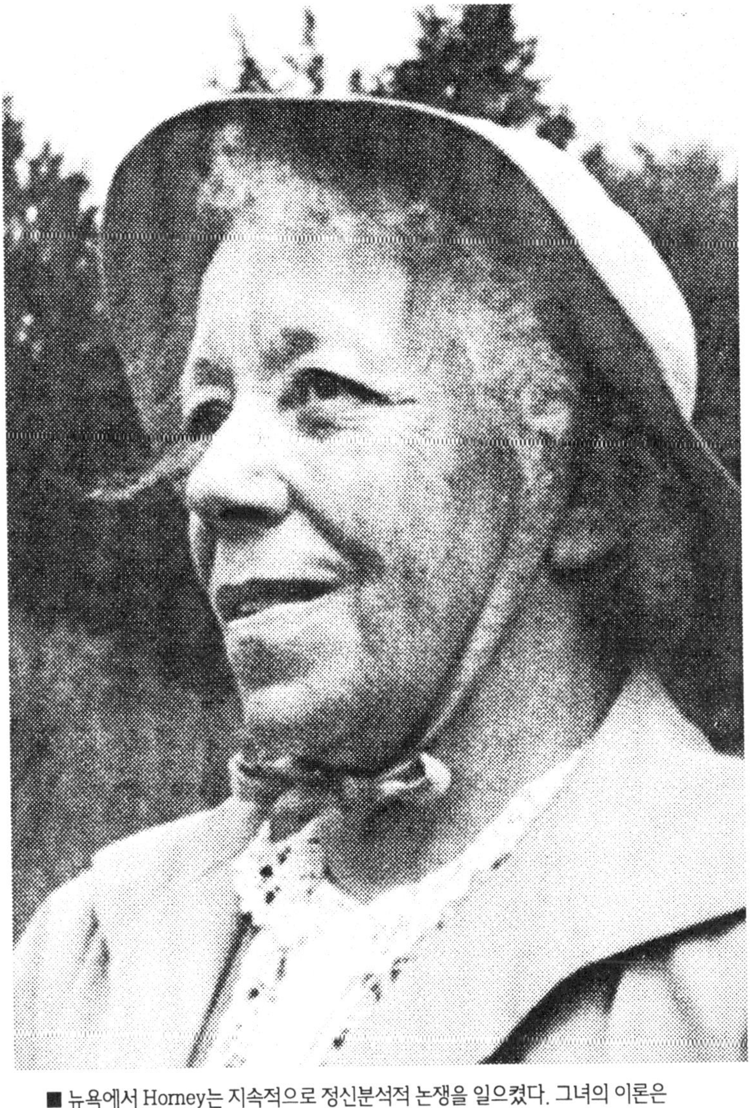

■ 뉴욕에서 Horney는 지속적으로 정신분석적 논쟁을 일으켰다. 그녀의 이론은 Freud의 이론과 더욱 더 근본적으로 달라졌고, 그리하여 이전의 동료들과도 서먹 서먹하게 되었다.

제6장

"저항하다"

카렌 호나이가 뉴욕에 도착했을 때, 그녀의 나이는 49세였다. 지적이고 과학적 집단에서 그녀는 두각을 드러내는 인물이었지만, 다소 애매한 이미지를 지니고 있었다. 한편으로는 그녀의 동료들은 완벽한 유럽의 수련과 경험을 존경한 반면, 또 다른 한편으로는 프로이드의 이론을 재정립하려는 그녀의 시도를 무시하거나 조롱하였다. 많은 보수적인 프로이드 추종자들이 독불장군의 분석가에 대해 가지고 있는 견해들을 요약하면서 프란쯔 알렉산더는 다음과 같이 썼다. "그녀는 훌륭하고 비판적인 안목을 지녔다. 그러나 자신이 파괴하고자 하는 것을 대신할만한 실질적으로 새로운 그리고 정당한 어떤 것을 제공하는데 성공하지 못하였다." 호나이는 명석한 선생과 치료자로서 존경을 받았지만, 위대한 연구가 그리고 이론가로서 동료들의 존경을 아직은 받지 못하였다. 그러나 이 때문에 실망하지는 않았다. 사실 뉴욕에서 새로운 생활을 시작하면서 그런 것을 거의 알지도 못하는 듯하였다. 그녀는 일을 해야만 했고 다른 사람들의 의견에 신경을 쓰는 데 시간을 낭비할 수 없었다.

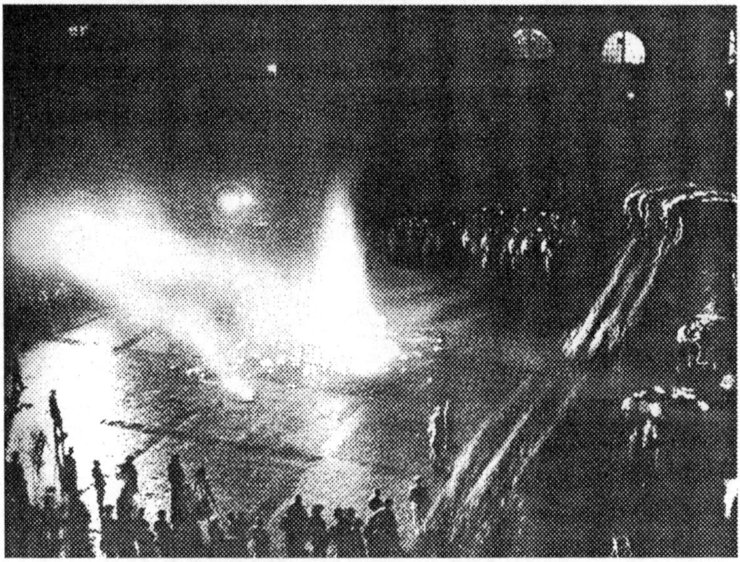

■ 나치는 1933년 Berlin 대학에서 책을 불태웠다. 문화적 억압은 많은 지식인들과 예술인들은 제2차 세계대전 전에 독일을 빠져나가는 계기가 되었다.

1933년 여름 마리안 호나이는 의사 수련을 위해 시카고에 도착하였다. 마리안과 레나테는 그녀의 어머니가 시카고를 떠났을 때 그대로 머물러 있었다. 마리안은 의학교를 마쳐야만 했고, 레나테는 대학에 들어갔다. 브리기트는 여전히 베를린에서 살았고 거기에서 일을 하였다. 베를린에서는 독일 영화 산업이 번창하였다. 사반세기 동안 처음으로 호나이는 혼자서 방해받지 않는 날들을 일하면서 보낼 수 있기를 기대하였다. 센트럴 파크 근처에 아파트를 얻었고, 가정부가 집안일에서 해방시켜 주었다. 그리하여 그녀는 맨하턴 동쪽 지역에 진료실을 열었고, 곧 많은 환자들을 진료하였다. 심지어 대공황의 수렁 속에서도 많은 부유한 환자들은 명망 높은 호나이 박사에게 치료받기를 원하였고, 몇몇 사람들은 진료를 해줄 수 없을 지경이었다. 개업은 그녀에게 안락한 생활을 보장해 주었지만 그녀는 조용한 생활에 머물러 있을 생각은 없었다.

호나이는 뉴욕 정신분석 연구소에 합류하였고 거기에서 임상 기법에 대한 일련의 과정을 가르쳤다. 그녀는 또한 계속하여 학술 논문을 발표하였고, 자원해서 미국 유대인 원조 협회(후에 유대 가족 봉사회라고 불렀다)에서 정신과 진료를 하였다. 그 협회는 유럽에서 피난온 유대인들이 미국 생활에 적응해 살아갈 수 있도록 도와주었다. 1930년대 후반 독일과 오스트리아의 유대인들이 가혹한 나치의 반 유대법을 피하여 미국으로 넘쳐 흘러 들어왔다. 심리학의 전문가로서 호나이는 유대인 원조 협회에서 일하는 사회사업가들에게 조언을 하였고, 그 사회사업가들은 피난민들에게 도움을 주었다. 그녀 또한 직접 피난민들을 진료하였고, 그들이 직면한 뒤틀리고 변화된 현실에 직면할 수 있게 도와주었다. 그 프로그램의 책임자는 후에 "호나이는 아주 철저하였고, 환자의 수준에 맞추어 환자들을 진료하는 듯이 보였다. 그녀와 함께 있으면 편안하고 평화스러웠다. 그녀는 활기에 넘쳤고 삶에 충만하였다"고 회상하였다.

뉴욕이란 도시는 피난민들이 도시로 흘러들어오면서 더욱 활기에 넘쳤고 생기를 띄었다. 2차 대전이 일어나기 전에 모든 종류의 유대인들만이 나치를 피해 온 것이 아니라, 수많은 과학자들, 철학자들, 화가들, 그리고 작가들(그들 중의 많은 사람들 또한 유대인들이었다) 또한 나치가 지배하는 조국을 떠났다. 나치가 학계, 과학계, 그리고 문화계의 기관들을 장악하면서, 그들의 창조적 활동에 제한을 가했다. 나치 이데올로기에 동조하는 작업들만이 받아들여졌다. 그리하여 지식인들과 예술가들은 더 이상 정치적인 주장에 간섭받지 않고 솔직하게 일하는 자유를 만끽할 수가 없었다. 대신 그들은 인종 차별주의와 나치의 군국주의 이상들을 선전하도록 독려되었다. 많은 사람들이 그들의 신념과 타협하고 나치에 협력하기보다는 도망쳤다. 또 다른 사람들은 유럽의 앞날에 끼여 있는 어두움을 예견하고 조국을 떠났다.

뉴욕시는 곧 거대한 독일어권 지식인 사회를 지원하였고, 그 지식인 사회의 대부분은 사회 연구의 새로운 학교(the New School for Social Rearch)를 중심으로 활동하였다. 그 새로운 학파는 고급 성인교육을 담당하는 진보적인 기관이었다. 그 학파는 유럽의 학자들이 미국으로 몰려들어오면서 확대되었다. 망명 대학(지금은 the Graduate Faculty라고 부른다) (the University in Exile)이라는 프로그램에 따라 그 새로운 학교는 많은 새로운 이민자들을 선생으로 초빙하였다. 인상적인 교수진들, 예를 들면 분석학자 알프레드 아들러(Alfred Adler), 정치철학자 한나 아렌트(Hannah Arendt) 등을 자랑하면서 이 학교는 1930년대와 1940년대에 학계에서 가장 생기가 넘치는 장소 중의 하나가 되었다. 한 교수는 이곳을 "학생과 교수들의 지속적인 실험이 이루어지고, 완벽한 자유를 주는 장소"로 묘사하였다.

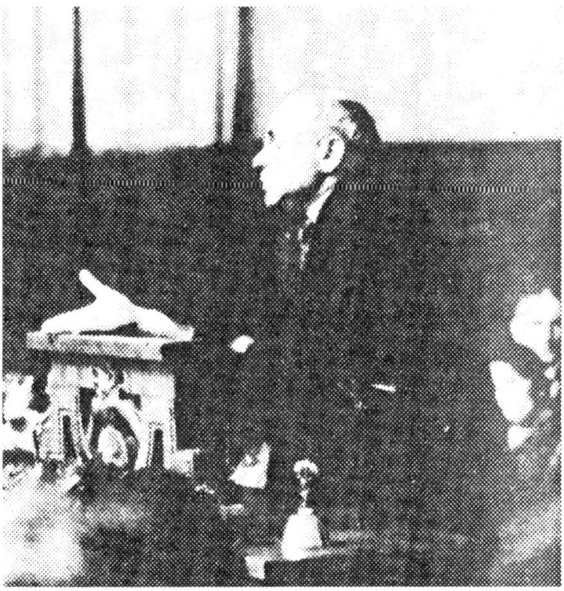

■ 오스트리아 정신의학자 Alfred Adler. 정신분석을 거부한 Freud의 이전 동료로서 망명 중의 새로운 학교(New School's University) 의 뛰어난 인물이었다.

이 새로운 학교의 분위기는 호나이에게는 아주 매력적이었다. 그녀는 1935년 가을 이 학교에서 가르치기 시작하였고, 이것은 이후 17년 동안 가르쳤던 기간들 중의 처음이 되었다. "문화와 신경증

(Culture and Neurosis)"이라는 제목을 붙인 일련의 첫 강의에서는 호나이의 일차적인 이론적 관심으로 돌려놓았던 여성 심리학에 대한 주제를 다루었다. 호나이는 개인 심리의 발달은 문화적 영향아래서 형성되는 것이라는 견해에 도달했다. 이로서 프로이드와 정통 분석가들에 정면으로 반기를 들었다. 프로이드와 정통 분석가들은 기본적인 인간 본능이 정서적인 삶의 성격을 결정한다고 보았다.

호나이의 강의는 에리히 프롬, 폴 틸리히, 마가렛 미드 그리고 문화 인류학자 루스 베네딕트의 영향아래 그녀의 작업이 새로운 방향에 접어들어갔다는 것을 반영하였다. 호나이가 이 새로운 학파와 친밀하게 됨에 따라 사회 심리학적인 그녀의 이론은 더욱 수정 가능하게 되었다. 새로운 학교에서 그녀는 사회학과 심리학의 관련성에 관한 세미나에 참석하였고, 그 주제는 호나이가 이후 가장 관심을 기울이는 분야가 되었다.

호나이의 강의는 이 새로운 학교의 학생들에게 아주 대중적임이 밝혀졌다. 복잡한 정신분석 개념들을 명쾌하고, 간명한 언어로 말하는 분석가의 재능 덕으로 그녀의 청중들은 이전에는 신비하게 보였던 원리들을 이해하게 되었고, 왜 그리고 어떻게 정신분석이 서구적인 사고에 영향을 미치는가를 보게 되었다. 그 강의가 힘을 얻은 것은 선생으로서의 호나이의 자질 때문이기도 하지만, 그녀가 말하는 내용 때문이기도 하였다. 전형적인 정신분석 강사들과는 달리 호나이는 추상적인 개념들을 실제 살아있는 사람들과 그들의 문제 속에서 풀어나갔다. 그녀의 강의를 듣고 있으면 청중들은 쉽게 분석 이론과 자신의 삶의 연관성을 꺼집어 올릴 수 있었다. 호나이의 새로운 학교 강의는 항상 만원이었다.

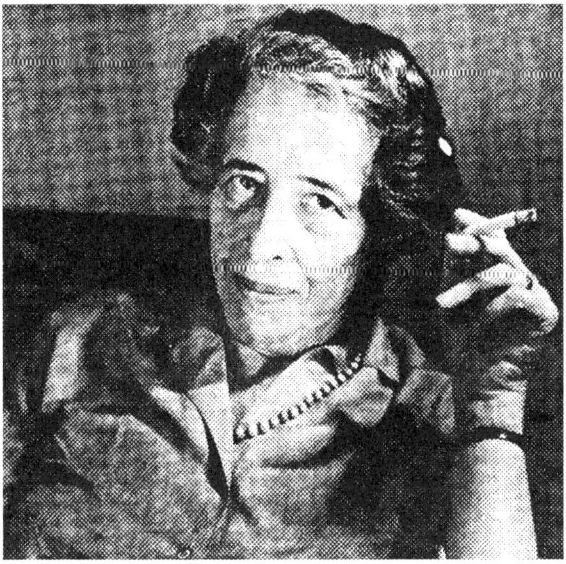

■ 정치 철학자 Hannah Arendt. 그녀는 1940년 독일에서 미국으로 이민하였다. 다른 많은 지식인 추방자들 처럼 뉴욕의 사회 연구의 새로운 학교(New School for Social Research)에서 강의를 맡았다.

맨허턴의 대형출판사 사장인 월터 노톤(Walter Norton)은 즉시 호나이의 독특한 재능을 파악하고, 그녀의 강의를 책으로 내자고 제안하였다. 정신분석을 광범위한 대중들에게 소개하는 데 열성이었던 호나이는 즉시 책을 쓰는 데 동의하였다. 그녀는 이미 교육, 상담, 그리고 자원봉사일 등의 열광적인 스케줄에 틈을 내어, 출판을 위해 그녀의 생각을 정리하기 시작하였다.

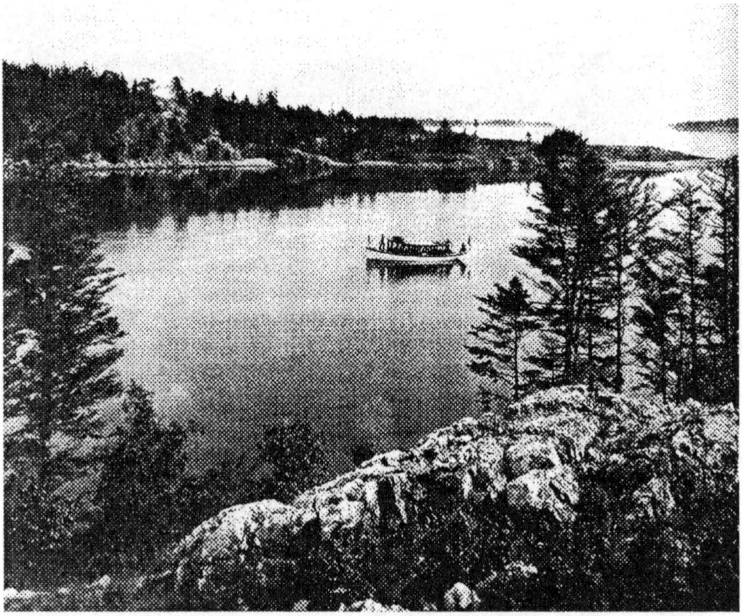

■ Horney는 Maine의 해변에서 여름 휴가를 종종 보내곤 하였다. 차분한 휴가는 뉴욕에서 직업적 번잡함을 벗어나서 마음의 평온을 주었다.

심지어 직업적인 일로 바쁜 와중에서도 풍부한 사회생활을 하는 시간을 가졌다. 지식인 사회에서 많은 친구들을 사귀었고, 근래 시카고에서 온 프롬, 독일에서 얼마 전에 도착한 폴과 한나 틸리히 등과 교우관계를 새롭게 하였다. 호나이는 특히 한나 틸리히(Hannah Tillich)와 가깝게 지냈다. 한나 틸리히는 호나이의 "아름답지만, 눈에 보이지 않는 배려"를 마음속에 간직하였다. 유명한 사람의 부인으로서 틸리히는 여성에 대한 호나이의 독특한 섬세함을 존경하였다. 그녀는 한 번은 다음과 같이 말한 적이 있다. 호나이는 훌륭한 남자와 함께 있어도 "결코 여성을 잊어버리지 않는다." 호나이의 친구들은 수없이 많은 식사와 칵테일파티를 열었고, 때로는 메인(Maine)의 몬히간(Monhegan)섬이나 뉴욕의 롱아일랜드의 햄프톤(the Hamptons on Long Island)에 같이 휴가를 보내기도 하였다. 한나 틸리히는 호나이가 이런 모임에서 보여준 "훌륭한 축제적인 유럽 스타일"을 즐겁게 회상하였다.

또 다른 종류의 유럽 스타일이 급속하게 1930년대 말에 뉴욕 정신분석 연구소로 건너왔다. 이제까지 독일과 오스트리아가 정신분석의 수도로서 행사하여 왔으나, 나치의 발흥과 함께 많은 분석가들이 미국으로 이주해 왔다. 나치가 억압하고자 했던 많은 문화적인 운동 가운데 정신분석도 있었다. 나치들은 특히 정신분석에 대해 비판적이었다. 나치들은 정신분석가들이 심리학에 대한 견해를 변경하지 않으면 처벌하겠다고 위협하였다. 정신분석은 한 유대인의 "부패한" 창조물인 것뿐만 아니라, 정신 분석은 인간 마음의 열쇠로서 성에 초점을 맞추었다. 성 도덕에 대해 경직되고 엄격한 견해를 가졌던 나치들은 성에 대한 프로이드의 솔직한 치료를 오해하였고, 변태적인 이론이라고 저주하였다. 같은 이유로 재즈를 금시-재즈는 성적인 감정을 자극하는 것으로 간주되었다-하였고, 동성애자들을 유대인, 집시들, 공산주의자들, 그리고 다른 "바람직하지 못한 인간들"과 함께 강제수용소로 보냈다.

독일에서 자신들의 진료를 금지 당한 많은 유명한 정신분석가들은 자신들의 새로운 가정으로 미국 그 중에서도 뉴욕을 제일 많이 선택하였다. 뉴욕 정신 분석 협회는 급속히 불어났다. 영향력 있는 유럽의 정신분석가들이 도착하였고, 그 중에서는 프로이드에게 직접 수련을 받은 사람도 있었다. 연구소는 또한 점점 더 보수적이고 권위적이 되어갔다. 입회 자격이 엄격해져 갔고, 에리히 프롬처럼 잘 알려져 있지만, 비정통적인 분석가들은 회원 자격이 거부당했다. 에리히 프롬은 의사 자격이 없다는 이유로 거절당했다. 연구소를 지배하기 위해 그들은 싸웠고 이론적인 차이에 대해 논쟁하였다. 연구소는 몇 개의 파벌로 분열되었다.

연구소는 어쩔 수없이 그녀가 학생들-그녀는 학생들에게 인기가 있었다-을 가르치는 것을 필요로 하고 있었기 때문에, 교육 분석가로서 호나이의 위치는 비교적 안정되었다. 그러나 다시 한 번 그녀의 이론은 맹렬한 공격아래 놓였고, 정신분석계의 중견 위원으로서의 영향력은 잠식당하게 되었다. 그러나 그녀는 여전히 워싱턴-볼티모어 정신분석 협회와 연구소로부터 격려를 받고 있었고, 그 연구소에서 학생들을 가르치는 일을 계속하였고, 북쪽으로 옮겨와 뉴욕 조직에 합류한 몇몇 사람들로부터 지지를 받고 있었다. 호나이, 해리 스탁 설리반(Harry Stack Sullivan), 클라라 톰슨(Clara Thompson) 그리고 윌리암 실버베르크(William Silverberg)는 연구소의 진보적인 분파를 형성하였고, 그것을 자신들은 조디악

(Zodiac, 황도대)이라고 불렀다. 그 그룹은 정신분석 토의와 서로의 지지를 위하여 종종 모였다.

자신이 확신하고 있는 것을 더욱 진전시키기 위해 호나이는 계속 프로이드를 비판하는 책을 출판하였다. "부정적인 치료 반응의 문제(The Problem of the Negative Therapeutic Reaction)"이라는 제목의 1936년의 논문에서 프로이드의 이론 즉 성인 신경증은 어린 시절의 경험에 그 뿌리를 두고 있다는 것을 거부하였다. 호나이는 썼다. "현재의 문제들을 즉각적으로 어린 시절의 영향과 관계를 지우는 프로이드의 성인 환자 분석은 과학적으로 단지 반쪽의 진실만이고 임상적으로는 도움이 되지 않는다." 어린 시절에 일어난 일들이 중요하다는 것을 부정하지 않으면서, 그녀는 성인 시절의 경험의 중요성도 역설하였다. 논문에서 그녀는 "성인 환자들에서 보는 태도는 유아적인 태도의 직접적인 반복이거나 재현이 아니다. 그것들은 초기 경험에서 나온 결과에서 질적으로 양적으로 변화한 것들이다"라고 결론을 내렸다.

수정주의자라는 호나이의 딱지는 계속하여 보수적인 분석가의 속마음을 끓게 하였다. 광범위하게 인정을 받지 못했음에도 불구하고 그녀는 지속적으로 자신의 작업을 해나갔다. 1937년 봄 출판업자 월터 노톤은 호나이의 첫 번째 책 *"우리 시대의 신경증적 인격(The Nerotic Personality of Our Times)"*을 내놓았다. 새로운 학교에서 강의한 것들을 요약한 이 책은 신경증의 성질을 탐구하고, 프로이드의 견해를 공박하고, 그 대안으로서 자신의 이론을 전개한

책이다. 1936년의 논문에서와 마찬가지로 그 책의 핵심은 프로이드의 이론 즉 성인 신경증은 유아의 정신성적 경험의 "강박적인 반복"이라는 이론에 대한 호나이의 반박이다.

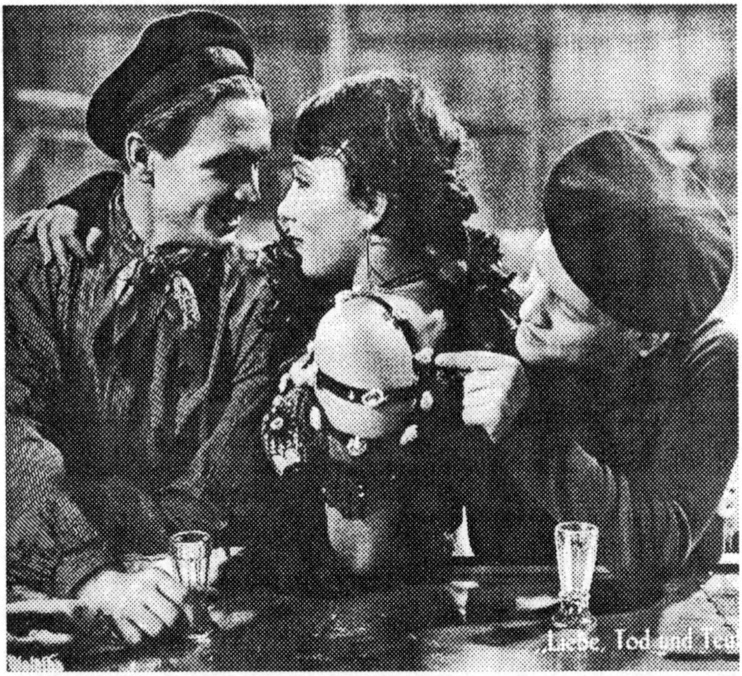

■ Brigitte Horney는 1934년의 사랑, 죽음 그리고 악마에 출연하였다. 그 중의 한 장면이다. 1930년대 독일에서 광범위한 대중의 인기를 받았다.

호나이는 프로이드의 주장 즉 모든 어린이들은 일종의 보편적인 사건, 예를 들면 외디푸스 콤플렉스 그리고 *형제간 경쟁(Sibling rivalry)* (남자 형제들과 여자 형제들 사이의 경쟁)을 경험한다는 것을 거부하였다. 대신 그녀는 서로 다른 문화, 역사적 시기, 경제적 상황, 가족적 배경 등 아주 다른 환경에서 소년과 소녀들은 성장하기 때문에 아주 다양한 성장 과정을 겪는다는 것을 이론화하였다. 예를 들면 프로이드는 모든 어린이의 삶에서 외디푸스 콤플렉스가 일정한 역할을 한다고 가정하였지만, 호나이의 주장은 그 콤플렉스는 특정한 문화 속의 특정한 가정에서만 형성된다는 것이다. 문화적인 요인들이 어린아이의 경험을 심각하게 윤색하기 때문에, 성인 신경증의 발생에 의미 있는 기여를 한다고 말하였다.

호나이는 어린 시절의 사건들이 이후의 정서적 문제의 발판을 이룬다는 프로이드의 생각에는 동의하였지만, 그녀는 이런 과정에 새로운 역동적인 설명을 하였다. 신경증은 성인에서 기저 불안(basic anxiety)이 심리적인 문제의 배경을 이룰 때 일어난다고 언급했다. 이 기저 불안－호나이는 이 기저 불안을 적대적인 세상에서 느끼는 외롭고 무력한 감각이라고 정의하였다－은 어린 시절에 발생한다. 그러나 이 기저 불안은 프로이드가 어린 시절을 지배한다고 생각한 본능적인 갈등에서 일어나는 것이 아니라, 어린아이가 느끼는 불안정한 감정에서 생기는 것이라고 말했다. 특히 어린아이가 필요로 하는 사랑을 부모가 줄 수 없거나, 줄 생각이 없을 때 어린이는 부모에게 버림받았다는 느낌을 받게 된다. 호나이에 의하면 이것이 심리적으로 연속적인 사건을 발생시키면서 기저 불안을 형성하게 되고 결국은 성인에게서 신경증을 발생시킨다. 프로이드가 주장한 바와 같이 신경증 환자들은 강박적으로 자신의 초기 상처를 재생하는 것이 아니다: 그들은 단지 그런 사건들의 영향을 반영하고 있을 뿐이다.

호나이는 문화와 계급의 렌즈를 통하여 반영된 어린 아이들이 경험하는 거절당함, 불안, 그리고 신경증은 독특한 성질을 띈다고 지적한다. 후에 외부적인 요인의 지속적 영향은 신경증이 어떤 모습을 띌 것인가를 결정한다. 그러므로 신경증은 문화에 따라 달리 정의되어야만 한다. 왜냐하면 "모든 사람에게 적용되는 정상적인 심리 그런 것은 없기 때문이다." 그녀는 자신의 이런 주장을 미국 원주민의 예를 들어 표현하였다: "인디언 소년이 자신이 믿고 있는 것을 환영으로 보았다고 하면 우리들은 그 인디언 소년을 정신병적이라고 간주하는 대단한 우를 범할 수 있다. 인디언 문화에서는 환영과 환각을 경험하는 것이 특별한 재능이라고 간주된다." 따라서 정신분석이론은 문화적 다양성을 반드시 고려해야만 한다.

정신분석 영역 이외의 평론가들은 *"우리 시대의 신경증적 인격"*을 열광적으로 환영하였다. 한 평론가는 "모든 신경증의 문화적 상대성… 인간 욕망이 충돌하는 전장에서 별 다른 역할을 하지 못했던 사회적 환경의 변화"에 대해 호나이가 관심을 집중하였다는 것을 칭찬하였다. 심지어 당시 호나이의 오랜 적이었던 시카고 프란쯔 알렉산더도 "기존의 추상적 이론에 영향을 받지 않고 독립적이고 그리고 주도 면밀한 태도"에 박수갈채를 보내었다. 그러나 정신분석 주류의 반응들은 적대적이었다. 호나이는 그녀가 이전에 시도하였던 것보다 더 깊이 프로이드 이론을 비판하였다. 그런 혁신적인 생각을 받아들이는 동료들은 거의 없었다.

그럼에도 불구하고 호나이는 자격증이 있기 때문에, 그녀를 비판하는 사람들이라고 하더라도 그녀를 불신임하지는 못하였다. 그러나 몇몇은 그녀의 명성을 손상시키는 다른 방법을 찾으려고 하였다. 호나이의 딸인 레나테는 결혼하기 위해 나치 독일로 돌아갔고, 브리기트 호나이는 독일 영화 산업에서 스타덤에 올랐다. 나치 지배 하에서 두각을 드러내는 브리기트의 위치(그녀는 1930년과 1940년 사이에 27편의 영화를 찍었다)는 그녀가 그리고 아마도 그녀의 어머니가 아돌프 히틀러의 체제에서 무엇인가 끈을 지니고 있다는 소문을 자극하였다. 동료인 많은 추방자들과 달리 카렌 호나이는 결코 공개적으로 제3제국을 비난한 적이 없었고, 1936년과 1937년에 딸을 방문하기 위해 독일을 여행하였다. 호나이의 정치적 충성에 대한 억측은 분석가들사이에서도 파문을 일으켰다.

호나이는 그런 소문들을 별 볼일 없는 험담으로 일축하였고, 이런 그녀의 행동은 곧 그녀를 험담하는 사람들을 잠잠하게 만들었다. 그녀는 나치 동조자들을 숨겨준 오스카 호나이와 1937년 이혼신청을 한 후로 자신과 자신의 조국사이에 일정한 거리를 두었다(최종 문서는 1939년에 완성되었다). 그녀는 1938년에 미국의 시민이 되었다. 그 해는 독일이 오스트리아로 침공해 오스트리아를 독일의 일부라고 선언한 해였다. 총독이 1939년 9월 폴란드를 침공하여 제국의 영토를 넓히려 할 때, 호나이는 레나테와 그녀의 남편이 독일을 탈출해 멕시코에 정착하는 것을 도왔다. 그 해 그녀는 또한 파시즘에 대한 그녀의 관점을 발표하였다.

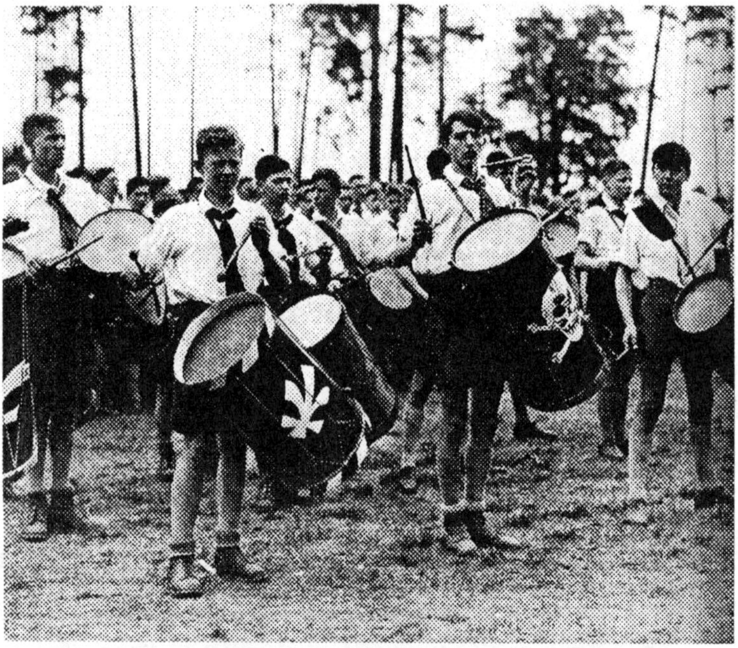

■ 절망적인 독일 국민들이 1930년대 나치즘을 받아들였을 때 파시즘의 이데올로기는 극단적인 국수주의를 부추겼다. 많은 독일 젊은이들은 애국적 조직에 가입하였다. 이 그림은 그 중의 하나인 북치는 애국 조직이다.

"당신은 저항하는가?"("Can You Take a Stand?")라는 제목의 논문에서 공식적으로 나치에 반대하는 입장에 서지 않는다고 그녀를 지적한 사람들에게 답변하였다. 그녀는 심리적인 문제를 언급하면서 그 논문을 시작하였다. 그 심리적인 문제라는 것은 호나이 자신을 포함하여 사람들이 믿고 있는 것을 위해 저항하지 못하게 하는 공포와 불안정에 대한 것이었다. 이런 심리적 특성들이 "위험을 구성한다"고 하면서, "파시스트의 선전에 아주 쉽게 굴복하는 사람은 바로 이런 특성을 가진 사람들"이라고 썼다. 그런 사람들은 자신이 앞장서기보다는 따르고, 자신들의 삶에 구조와 방향을 주는 "파시스트 이데올로기가 자신들의 모든 욕구를 충족시켜 주는 것을 약속한다"는 것에 따른다. 이에 반해 "민주적 원리는 개인의 독립과 힘을 신봉한다. 민주주의의 가치를 신뢰하는 모든 사람들은 자신감과 의지력을 강화하기 위해 최선의 노력을 해야한다. 그리고 자신이 결정하고 자신이 선택하는 개인적 능력을 발전시키도록 최선의 노력을 다해야 한다."

호나이의 논문은 정치적 비판자들을 침묵시켰다. 그러나 바로 그 후에 발표된 두 번째 책은 다시 한 번 분석가 집단을 격노하게 했다. *"정신분석의 새로운 방법들(New Ways in Psychoanalysis)"*에서는 프로이드의 이론과 정신분석적 기법을 조목조목 평가하여, "우리 시대의 신경증적 인격"보다 더욱 호나이의 동료들에게 충격을 가했다. 그 책은 이때까지 지적으로 점잖은 체하면서 마지막까지 참고 있었던 정통적인 분석가들을 뒤흔들어 버렸다. 단순히 호나이의 이론을 잘못된 것이라고 무시하는 것 대신 그들은 이제는 그녀의 이론을 프로이드 이론을 전복하려는 이교도적인 시도라고 비난하였다.

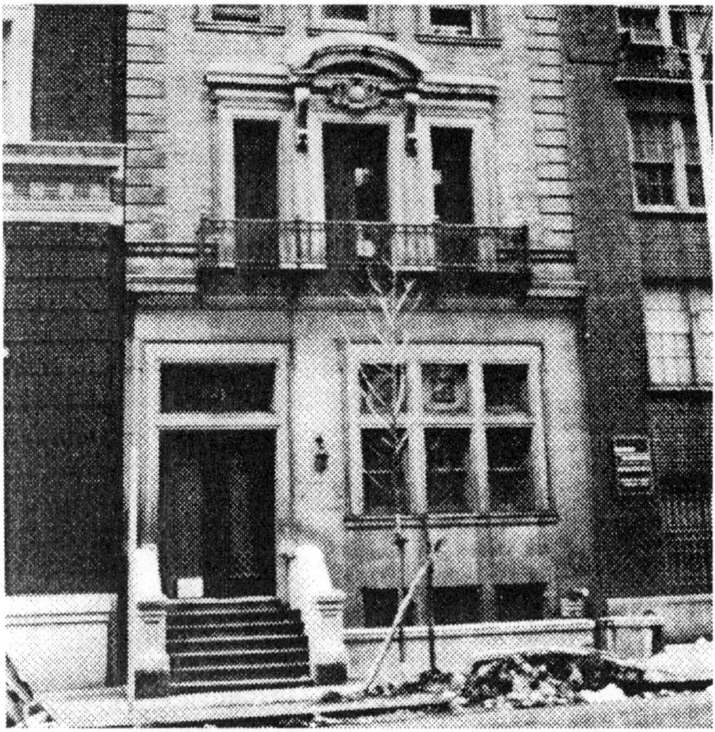

■ Horney는 두 권의 책을 출판하고 난 다음 뉴욕 정신분석 협회 (그림)에서 견디는 것이 점점 더 힘들어졌다. 프로이드 추종자들에게 배척을 받아 결국은 사임하였다.

"정신분석의 새로운 방법들"이 출판된 지 2년이 조금 지나지 않아서, 뉴욕 정신분석 협회는 호나이에게 전부는 아니지만 일부 권한을 박탈하는 투표를 하였다. 호나이와 4명의 지지자들은 1941년 4월 그 투표가 이루어진 회합에서 걸어 나와 이틀 후 사직서를 제출하였다. 연구소의 타락을 비탄해하면서 그녀는 다음과 같이 말했다. "도그마에 대한 숭배가 자유로운 질의를 대신하고 학문의 자유는 폐기되었다." 호나이와 그의 동료들은 "우리들은 정신분석의 창시자인 지그문트 프로이드의 용기 있는 정신에 따라 단지 정신분석의 과학적 진전에만 관심을 가진다"라고 기술하였다. 그녀가 이런 작업을 뉴욕 정신분석 연구소에서 할 수 없다면 카렌 호나이는 자신의 연구소를 세울 것이다.

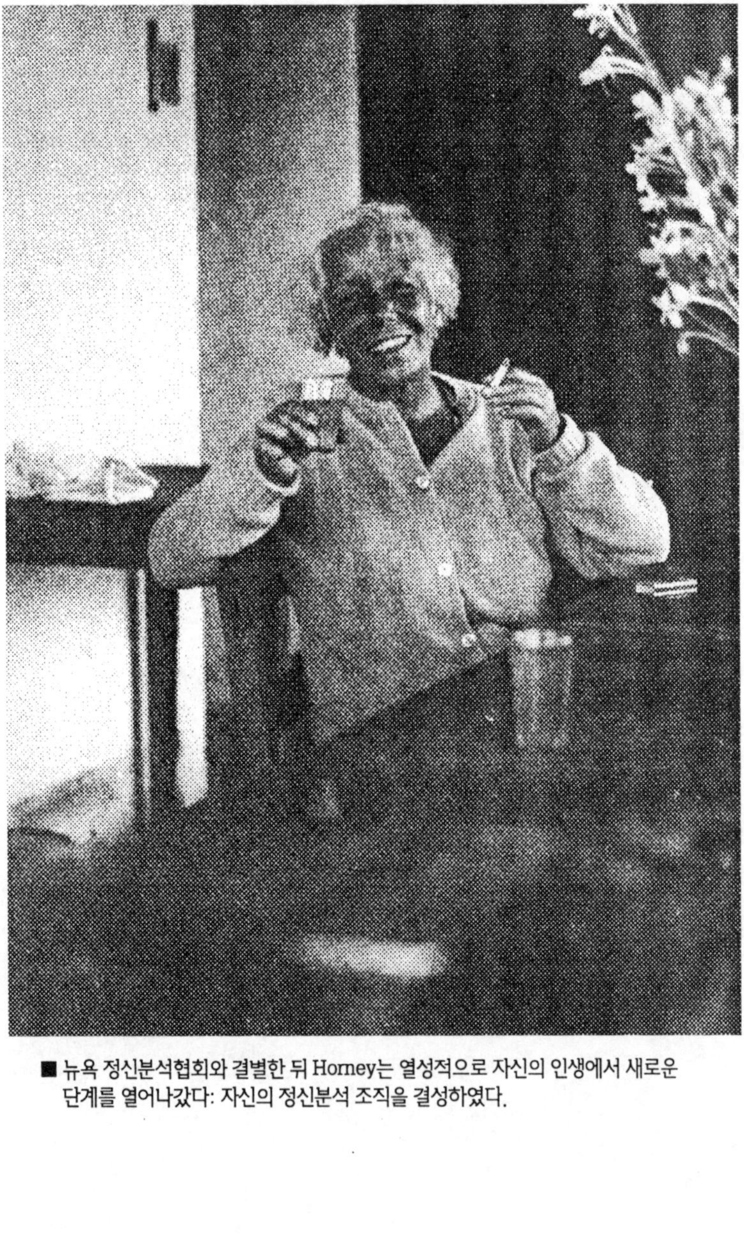

■ 뉴욕 정신분석협회와 결별한 뒤 Horney는 열성적으로 자신의 인생에서 새로운 단계를 열어나갔다: 자신의 정신분석 조직을 결성하였다.

제7장

"해방과 성장"

뉴욕 정신분석 협회를 사직한 후 몇 주가 지나자 호나이와 그의 지지자들은 자신들의 새로운 조직 즉 정신분석 진보 협회(the Association for the Advancement of Psychoanalysis. AAP)를 설립하는데 시간을 낭비하지 않았다. 다섯 명의 반항자들은 협회의 철학과 목표들을 규정하는 규약을 제정하였고, 그 첫 의장으로서 윌리암 실버베르크(William Silverberg)를 선출하였다. 이미 소멸된 조디악 정신분석 그룹의 호나이 지지자인 실버베르크는 반대 그룹을 이끌어달라는 지명을 받게 된 것을 행복하게 받아들였다. 다른 사람들과 마찬가지로 그는 "프로이드가 이룩한 업적은 이미 프로이드보다 더 위대하게 되었다"라고 믿었다. 협회를 그녀 자신이 지배하고자 하는 욕망이 없었던 호나이는 그 선택을 역시 기뻐하였다. 실버베르크가 의장으로 선출됨으로써 AAP가 단지 그녀의 견해를 지지하는 장소로 전락하는 것이 아닌가 하는 의심을 불식시킬 수 있다고 생각했다.

공식적인 직함은 없었지만 호나이는 출발 당시부터 조직의 활동에서 중심적인 역할을 하였다. 사회 연구의 새로운 학교(New School for Social Research)와 연결되어 있었던 것이 협회 위원들이 그곳에서 강의할 수 있도록 조정하는 데 도움이 되었다. 미국의 정신분석 활동을 감독하는 전국 기관인 미국정신분석 협회(APA) 연차 모임에서 호나이는 자신의 조직을 새로운 그룹으로 인정받을려고 노력하였으나 실패하였다. APA는 "호나이와 같은 논의할 여지가 많은 관점은 정신분석 수련자의 예비적 기초 교육에는 설 자리가 없다"고 규정한 뉴욕 지부를 강력하게 후원하였다. 정신분석 조직은 비프로이드 기법을 운용하는 사람들에게 젊은 수련 분석가들을 교육하는 것을 허용할 수 없었다. AAP는 혼자였다.

그러나 호나이와 그의 동료들은 자신들이 다른 정신분석단체로부터 고립되기를 원하지 않았다. 개인적으로 분석가들의 지지를 얻는 노력의 일환으로 APA의 각 위원들에게 편지를 보내어 자신들이 왜 사직했는가 하는 이유를 설명하였다. 그 편지에서 분석가 집단에는 두 가지 종류의 흐름이 있다고 주장하였다. "고전적" 학파 즉 APA에 속하는 사람들로서 분석의 유일하고 진실된 것으로 "프로이드에서 내려온… 기법과 개념"을 받아들이는 학파가 있다. 호나이의 새로운 조직은 "비고전적" 학파에 속한다. 이 학파가 믿는 것은 "분석은 아직 실험적인 발전 단계의 선상에 놓여 있고, 확실하지 않은 것과 문제들로 가득 차 있어서, 최종적이고 결론적인 답을 얻는 데 접근하기 위해서는 아직 모색해야 할 것이 많다는 것"을 믿는 학파이다. 그 편지에서는 AAP는 이런 답을 추구하고자 한다고 쓰고 있었다.

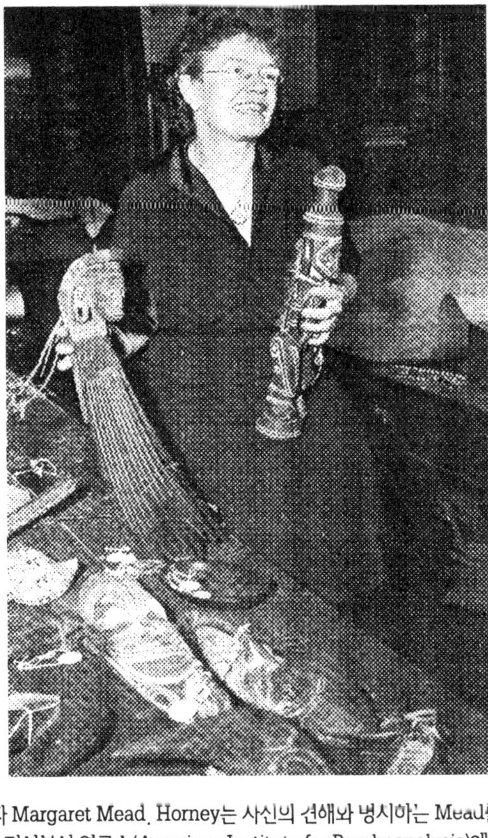

■ 인류학자 Margaret Mead. Horney는 자신의 견해와 병치하는 Mead를 초청하였고, 미국 정신분석 연구소(American Institute for Psychoanalysis)에서 강의하게 하였다.

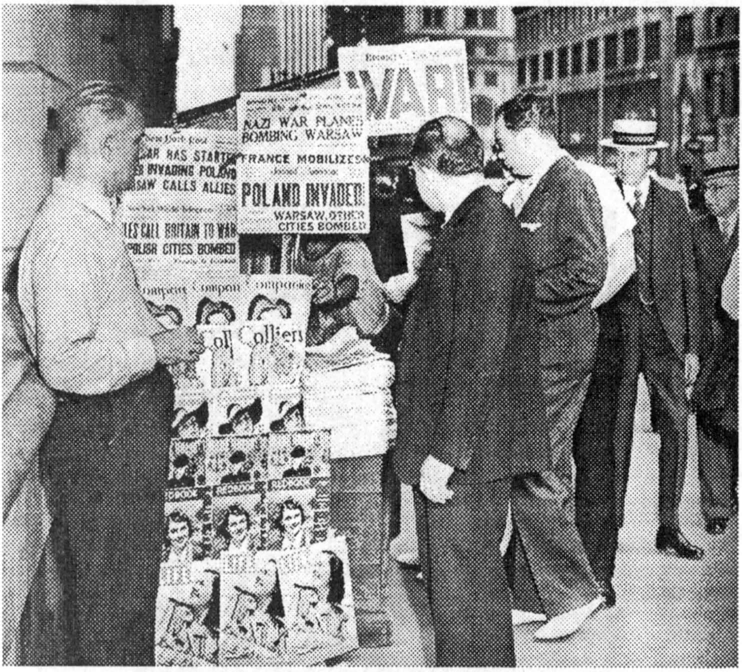
WAR!
NAZI WAR PLANES BOMBING WARSAW
FRANCE MOBILIZES
POLAND INVADED!
WARSAW, OTHER CITIES BOMBED
POLISH CITIES BOMBED

■ 1939년 히틀러는 폴란드를 침공하였고, 이것은 제2차 세계대전의 불을 당겼다. 전쟁으로 인해 Horney는 독일에 있는 그녀의 딸 Brigitte 를 방문할 수없게 되었고, 그리고 전화와 편지도 모두 끊어져 버렸다.

그 편지는 분석가들에게 그렇게 대단한 인상을 준 것같이 보이지는 않았지만, AAP는 곧 성장하기 시작하였다. 뉴욕 정신분석 연구소의 졸업생 가운데 14%가 보수적인 조직에서 탈퇴하여 아직 햇병아리인 이 조직에 합류하였다. 워싱턴, 디트로이트, 시카고에서 온 6명이 자신들의 이름을 명부에 올렸다. 뉴욕 정신분석 협회의 소수 위원인 해리 스탁 설리반은 AAP로 방향을 선회하였고, 에리히 프롬은 명예 위원이 되었다. 1941년 여름 그 협회가 미국 정신분석 연구소(American Institute for Psychoanalysis)라는 교육 기관을 만들었을 때, 호나이의 딸인 마리안을 포함하여 학생들은 곧 새로운 교육 기관의 자리들을 채웠다.

AAP가 1942년 5월 첫 번째 연차 모임을 개최하였을 때, 그 기관에 등록한 사람은 거의 30명으로 늘어났다. 전체 조직은 처음부터 의기양양하게 출발하였고, 급속한 성장과 학문적인 활력을 유지하였다. 그 위원들이 시야를 넓게 가지도록 격려하기 위해 규칙적으로 외부강사, 예를 들면 마가렛 미드와 프란쯔 알렉산더같은 사람을 초빙하여 특강을 열었다. 상급 위원에서 초보자에 이르기까지 모든 사람들이 비공식적인 모임에 자주 참석하였다. 거기에서 그들은 정신분석에서 시각 예술에 이르기까지 광범위한 주제에 대해 토론하였다. 그리고 그 그룹의 다양성에 공헌하기 위하여 호나이를 포함한 상급 위원들이 연구소에서 강의를 하였다.

호나이는 수련분석가들을 교육시키고, 협회의 활동을 감독하는 것뿐만 아니라, 연구소의 책임자로서 일하였다. 그리고 새로운 학교(New School) 및 뉴욕 의과대학에서 강의를 하였고, 환자를 진료하고, 자신의 집필을 계속해 나갔다. 1941년 내내 그녀는 자신의 세 번째 책인 *"자기-분석(Self-Analysis)"*에 집중하였고, 그 책은 새로운 학교에서 행한 강의 과정의 기반을 이루는 것이었다. 그 책의 내용은 호나이의 신경증 이론을 더욱 정교하게 만들었고, 정신분석을 받는 환자가 자기 나름대로 치료를 보충해 나가는 방법을 제시한 것이었다. 호나이는 자신의 전 생애의 대부분 동안 자기-분석을 하였고, 그 가치에 대한 신념을 *"자기-분석"*이라는 책에서 표명하였다. "자기 자신에 대한 인식은 환경 요인들을 인식하는 것만큼이나 중요하다. 자신에 대한 진실을 찾아내는 것은 삶의 다른 영역에 대한 진실을 찾아내는 것만큼 가치가 있다."

당연히 *"자기-분석"*은 대부분 분석가들의 분노를 불러 일으켰다. 그들은 훈련받은 전문가의 도움 없이 자신을 분석할 수 있다고 오해하면서 호나이를 비난하였다. 어떤 비판가는 다음과 같이 호통치면서 비난하였다. "호나이 박사는 할 수만 있다면 프로이드 이론을 거부하려고 한다. 그녀는 신경증적인 사람이 전통 분석기법을 동원하면 효과적으로 자신을 분석할 수 있다는 신념을 피력하였다." 호나이에 대한 해석은 부정확하였고 반응은 과장되었다. 그러나 분석가 사회의 대부분은 호나이가 또 다시 너무 멀리 나아갔다는 데 대해서는 동의하였다. 그럼에도 불구하고 호나이는 분석가가 아닌 사람들에게는 아주 인기가 있었고, 이전보다 할 일은 더욱 많아졌다.

1942년 6월 *"자기-분석"*의 출판은 분석적 투쟁의 다른 행동과 일치하는 것이었다. 그 달 14명의 분석가들은 뉴욕 정신분석 협회에서 사직하였고 콜롬비아 정신분석 진료소를 만들었다. 그들의 사직 이유서는 1년 전 호나이가 주장한 것과 일치하였다. 거기에는 "협회의 경직성… 숨 막힐 듯한 분위기… 언쟁, 중상 그리고 소문들…

(그리고) 저류에 흐르는 경쟁심과 부조화"라고 언급되었다. 유일하게 AAP만이 정신분석 협회에 대해 불만을 가지고 있는 것은 아니었다.

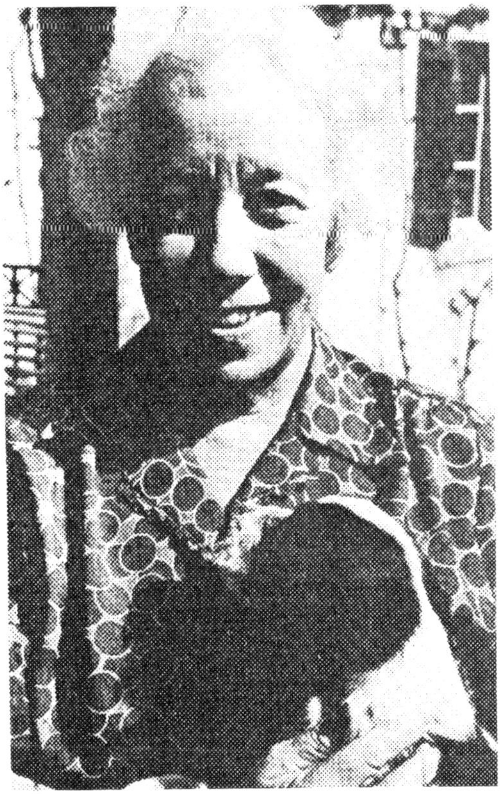

■ 만년에 Horney의 관심은 유화와 동양 사상으로 확장되었다. 그녀는 특히 선불교에 매료당했다.

단지 분석가들의 세계만이 격변을 일으키고 있는 것은 아니었다. 제2차 세계 대전은 이제 전 지구를 휩쓸고 있었다: 게르만 족들은 유럽을 쓸어버리고 소련을 향해 나아갔다. 그리고 일본인들은 태평양을 지배하기 위해 광분하고 있었고, 영국은 북부 유럽의 지배권을 놓고 이탈리아와 전투 중이었다. 미국은 1941년 12월 7일 일본이 하와이의 진주만을 공격하자 전쟁에 돌입하였다. 국제적 갈등은 점점 높아졌고, 연합국(미국, 프랑스, 영국 그리고 소련)은 주축국들(독일, 이태리 그리고 일본)을 패배시키기 위하여 동원되었고, AAP는 그 나름대로의 공헌을 하기 위하여 방법들을 찾았다. 호나이와 그의 동료들은 전쟁 심리에 대한 잡지를 발간하기 위해, 전쟁 위원회(a War Efforts Committee)을 구성하였다. 호나이는 여기에 기고된 논문들 중 두 편을 썼는데, 한편은 불안을 분석한 글이었고, 또 한편은 전쟁이 어린이에게 미치는 영향을 분석한 글이었다.

물론 호나이는 개인적인 이유에서뿐만 아니라, 분석가인 자신의 직업적 측면에서도 전쟁에 관심을 기울였다. 영화 촬영가와 결혼한 그녀의 딸인 브리기트는 여전히 베를린에서 살고 있었다. 베를린의 상황은 매일 나빠지고 있었다. 그전에만 하더라도 독일 영화 산업이 자유스럽게 활동하도록 허용한 나치가 이제는 나치 이데올로기에서 벗어난 배우들과 감독들을 탄압하기 시작하였다. 인기 영화 배우이자 브리기트 호나이의 친구인 요하킴 고트샬크(Joachim Gottschalk)는 유대인인 자신의 아내와 이혼하라는 나치의 명령을 따르기보다는 자살을 선택하였다. 그 때 브리기트 호나이는 그의 장례식에 참석한 몇 안 되는 대담한 사람들 중의 한 사람이었다. 이런 반항적인 행동으로 나치는 그녀를 의심하게 되었지만, 독일을 영원히 탈출하라는 어머니의 청원을 그녀는 심각하게 받아들이지 않았다. 브리기트 호나이가 독일을 떠난 때는 그녀가 결핵에 걸려 스위스에 있는 요양원으로 가지 않을 수 없을 때였다.

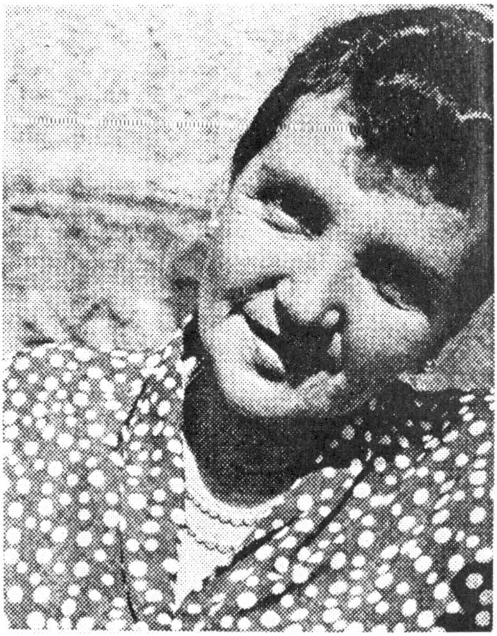

■ Gertrude Lederer-Eckardt. 그녀는 Horney를 1942년에 만났다. 그 후 Horney의 비서가 되었고, 친한 친구가 되어 지속적인 관계를 유지하였다.

카렌 호나이는 둘째 딸에 대해서는 그렇게 걱정하지 않았다. 마리안 호나이는 1942년 초에 결혼하여, 카렌에게 사위와 카렌의 인생에서 가장 좋은 친구가 되는 안 사돈을 주었다. 마리안의 시어머니인 게르트루드 레데르-엑카르트(Gertrude Lederer- Eckardt)는 뉴욕에서 물리치료사로서 일하고 있었다. 호나이와 엑카르트가 만난 것은 마리안의 소개로 분석가에게 고통을 주고 있는 요통을 치료하기 위해 물리치료사를 찾았을 때였다. 두 사람은 즉시 좋아하게 되었고, 곧 좋은 친구가 되었다. 수 개월 후에 엑카르트는 호나이의 비서로서 모든 방면의 일을 처리하게 되었다. 두 사람의 절친하고, 생산적이고, 개인적인 그리고 직업적인 관계는 호나이가 죽을 때까지 지속되었다.

호나이는 1940년대 초기 독일에서 도망 나온 예술가인 리하르트 훌벡(Richard Hulbeck)을 포함하여 많은 다른 친구들을 사귀었다. 훌벡은 호나이가 유화를 그리도록 격려하였고, 유화 그리기는 최근 그녀의 취미가 되었다. 훌벡이 호나이에게 별로 많이 가르쳐 주지 않은 것을 상기하면서, 훌벡은 호나이는 "정말로 재능과 위대한 지성을 가진 사람"이라고 말하였다. 그는 또한 지적하기를 1940년 초 호나이는 "프롬의 이데올로기와 실존주의 사이에… 무엇인가 개인적인 전환점에 도달한 듯한 인상을 주었다"고 하였다. "호나이 삶은 정말로 부모와의 관계로 인해 생긴 결과가 아니라, 신경증적인 증상없이 인생을 다루어가는 능력의 결과라는 생각과 유사한 것"에 도달한 듯이 훌벡에게는 보였다.

이런 전환점에서 호나이는 다이세츠 스즈키(Daisetz Suzuki)를

만났다. 그는 호나이에게 선(禪)을 소개하였다. 선은 일본에서 가장 넓게 실천되고 있는 영적인 원리이다. 선을 수행하는 사람은 명상을 통하여 깨달음(역자 주: 원문에는 일본어의 영어 표기인 Satori 즉 일어의 さとり이다)－순간적인 자각－을 추구한다. 직관적으로 도달한 깨달음은 그것을 경험하는 각 개인마다 다른 아주 개인적이면서 비이성적인 형태이다. 깨달음을 추구하는 데는 종교적인 예배의식이나 지적인 노력은 별로 큰 역할을 하지 못한다. 대신 자기－수련과 자연에의 합일이 선 수행자에게 순간적인 통찰을 주는 요소이다. 선은 호나이에게 호소력을 발휘하였다. 왜냐하면 자명한 진리를 추구하는데 경직된 원리나 체계적인 규칙을 거부하였기 때문이다. 분석가는 선의 철학에서 심리적인 통찰을 추구하기 시작하였다.

불행하게도 호나이를 선으로 이끈 교조주의로부터의 자유라는 이념은 그녀가 일조하여 설립한 조직의 특성이 되지는 못했다.

이론적인 불일치는 AAP와 그 연구소에 만연하였고, 그 조직의 구성원들은 두 개의 적대적 그룹으로 분열되었다. AAP의 첫 번째 심각한 내적 갈등은 의사 자격증이 없는 일반 분석가가 연구소에서 강의할 수 있는가 하는 문제였다. 호나이는 과학자 집단에서 의학적으로 훈련받은 사람이 더욱 더 신뢰받는다는 이유로 일반 분석가에 대해서는 반대하였다. 그러나 그녀의 오랜 친구이자 동료인 에리히 프롬은 의사자격증 없이 수 년 동안이나 정신분석을 진료해왔다－그는 심지어 마리안 호나이 엑카르트를 분석하기도 하였다. 프롬은 의학 수련이 분석 작업을 하는데 필수 불가결한 요건은 아니어야 한다고 생각하였다.

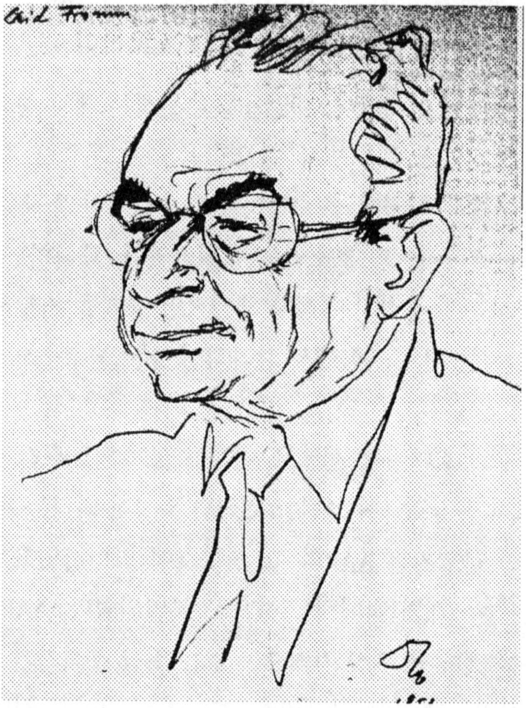

■ Horney는 Erich Fromm과 오랜 기간동안 따뜻한 우정과 성과 있는 지적 관계를 유지하였지만 결국은 이론적인 차이로 인해 Fromm은 AAP에서 사임하였다.

기존의 정신분석 협회에 대항한 싸움에서 서로를 도왔던 호나이와 프롬은 이제 AAP을 다루어나가는 싸움에서 서로 충돌하였다.

결국 프롬과 다른 7명의 위원들은 사직하였고, 수련분석가 몇 명도 이에 합류하였다. 곧 AAP에서 다른 논쟁이 일어나 6명의 또 다른 위원이 사직하였다. 1944년 중반 단지 13명 만이 잔류하였고, 그 중에서 5명은 군에 복무 중이었다. 그 해 가을 심지어 마리안 호나이 엑카르트도 사직하였다.

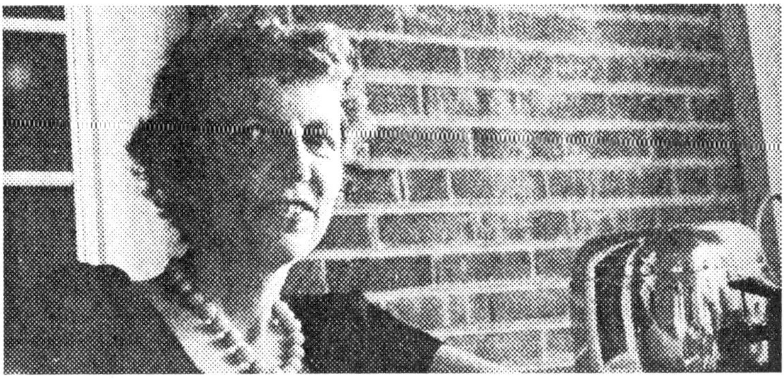

■ Marianne Horney Eckardt. 그녀는 어머니와 마찬가지로 정신분석에 몸을 담았다. 한 때는 AAP의 멤버이기도 하였지만, 결국은 Horney의 영향권을 벗어나서 자신의 길을 선택하였다.

그 분쟁들은 호나이를 걱정스럽게 만들었지만, 그녀를 절망시키지는 못했다. 그녀는 자신의 친구에게 편지를 쓰면서 이것을 "성장해가면서 겪는 고통"이라고 표현하였고, AAP을 위해 최선을 다할 결심을 표명하였다. "이 그룹은 나의 인생의 일부이다."라고 그녀는 말했다. 그녀는 그렇게 쉽게 포기할 수 없었다－그녀의 삶에 아무리 힘든 과정이 있다고 하여도 정신분석을 포기할 수 없었다. 한 논문에서 그녀는 자신이 선택한 직업에 대한 사랑을 표현하였다. 그리고 자신을 최고의 배에 탄 항해사에 비유하면서 "그것이 어떤 결함이 있다고 하여도 여전히 사랑한다"고 하였다. 그녀는 어려움 속에서 포기하기보다는 힘든 시기를 공부하는 시간으로 바꾸었다. 새로운 학교(New School)에서 갈등의 심리에 대해 논의하기 시작하였고, 곧 그녀의 네 번째 책 즉 *"내적 갈등 (Our Inner Conflicts)"*을 집필하기 시작하였다.

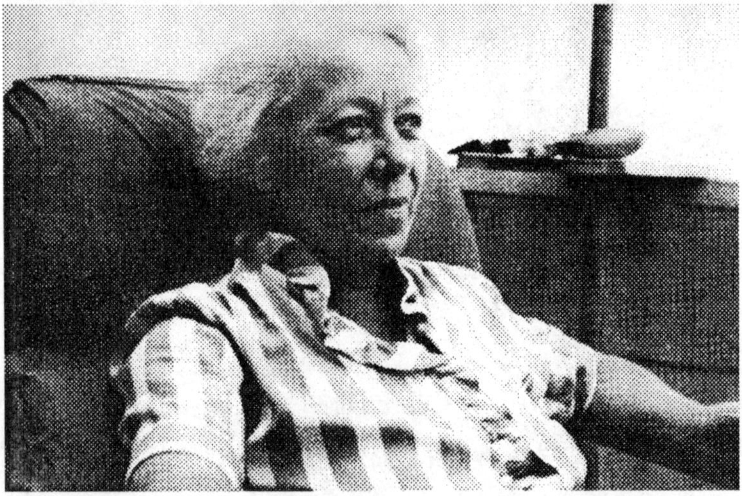

■ Horney는 자신의 이론을 세련화시켜 나가면서 인간성에 대한 Freud의 비관적 전망을 버렸다. 그리하여 한 비평가는 그녀의 이론을 "잘못된 낙관주의"라고 비평하였다.

*"내적 갈등"*은 모든 신경증은 내적 갈등의 해결이 성공적으로 이

루어지지 못할 때 생긴다는 호나이의 이론을 제시한 책이다. 호나이는 이전의 책들에서 정서적 장애가 어린 시절에 생긴 기저 불안에 어떻게 그 뿌리를 두고 있는가를 보여주었다. 이런 불안을 이루고 있는 고립감, 무력감 그리고 증오감은 성인의 신경증을 배태한다. *"내적 갈등"*에서 호나이는 이런 신경증적 경향들이 서로 마음을 지배하고자 하면서 어떻게 상충되는가를 설명한다. 이런 내적 부조화의 해결 방법을 찾기 위해 몰두해가면서 신경증적인 사람은 세 가지 인격 유형 중 한 가지를 취하게 된다.

이런 세 가지 인격 유형들 각각은 정서적인 고통으로부터 해방되기를 바란다. *동조적인 타입(compliant type)*은 사랑과 인정을 구하기 위해 사람들을 향하여 나아가면서 사람들에게 접근한다. *공격적인 타입(aggressive type)*은 다른 사람을 지배하기를 원하고 지배적인 지위를 즐긴다. *회피적인 타입(detached type)*은 다른 사람들과 심리적인 거리를 유지하면서 친밀함이 요구되는 정서적인 솔직함을 회피한다. 이런 신경증적인 사람들은 자신을 정신적 갈등에서 방어하기 위하여 네 가지 기법을 사용한다. 인격의 어떤 부분들을 억압하면서 심리적인 갈등을 없애기도 한다. 또한 자신을 정서적인 것과 거리를 둠으로서 갈등을 의식에서 지워버리기도 한다. 세 번째 방법은 자아에 대한 이상화 된 이미지를 구축하여 *진정한 자아(real self)*대신 이상화 된 이미지를 창출해나가는 데 관심을 집중한다. 마지막의 방법은 신경증은 자신의 내면의 부조화의 감정을 외향화하여 내적인 문제를 외부의 탓으로 돌리면서 비난한다.

뿌리깊은 문제들에 대한 이런 신경증적 "해결들"은 필연적으로 잘 기능하지 못한다고 호나이는 말한다. 신경증적인 사람은 다른 방법, 예를 들면 내적인 모순을 무시하거나, 합리화하거나, 정서적인 것을 경직되게 조절하거나, 또는 냉소적인 태도를 취하는 등의 방법으로 스트레스를 줄일려고 시도한다. 그러나 진정한 해결이 없는 한 내적 갈등은 바람직하지 않은 결과를 초래한다. 공포, 우울, 무력감 또는 절망에 빠지거나, 또는 자아중심적이 되거나, 지나치게 예민해지거나 또는 다른 사람에 대해 잔인해진다. 호나이에 의하면 정신분석가의 임무는 내적 갈등을 환자에게 제시하고 환자가 진정한 자아를 발견하게 도와주는 것이다. 진정한 자아를 발견함으로서 환자는 "자신의 경험에서 배우는 능력－즉 문제가 있으면 자신의 몫을 파악하고, 그것을 이해하고 그리하여 자신의 삶을 통찰할 수 있는 능력"을 갖게 된다고 호나이는 말한다.

1945년 5월 발간된 *"내적 갈등"*은 많은 비평가들로부터 호의적인 반응을 받았다. 어떤 비평가는 다음과 같이 썼다. "(호나이의) 분석에는 명백히 낙관적인 것이 있다. 왜냐하면 호나이는 인격을 늘 형성되는 것이라 보았고, 계속해서 진전해 갈 수 있는 것이라 보기 때문이다" 사람들은 자신의 신경증들을 극복할 수 있다는 것과 정신분석은 이런 과정에서 의미 있는 역할을 할 수 있다는 호나이의 확신은 그가 마지막까지 한 작업들 전체를 관통하고 있다.

*"내적 갈등"*이 출판된 바로 뒤 동료들을 향한 연설에서 낙관주의 철학을 피력하였다. 프로이드의 비관적 관점 즉 "인간은 성, 탐욕

그리고 잔인함의 기초적인 본능으로 그 밑바닥에서부터 내몰리고 있다"는 관점을 되풀이하여 거부하였다. 그녀는 말한다. "인간은 선과 악의 가능성을 지니고 있다. 그리고 따뜻하고 존경받는 환경에서 성장하면 선한 인간으로 발달할 수 있다…. 정신분석은 인간의 해방과 성장을 위한 하나의 도구가 되어 왔다." 인간 심리에 대한 호나이의 근본적 낙관주의는 그녀의 사상 중 다른 어떤 것보다 그녀가 프로이드 이론과 현저하게 다르다는 것을 보여주는 것이다.

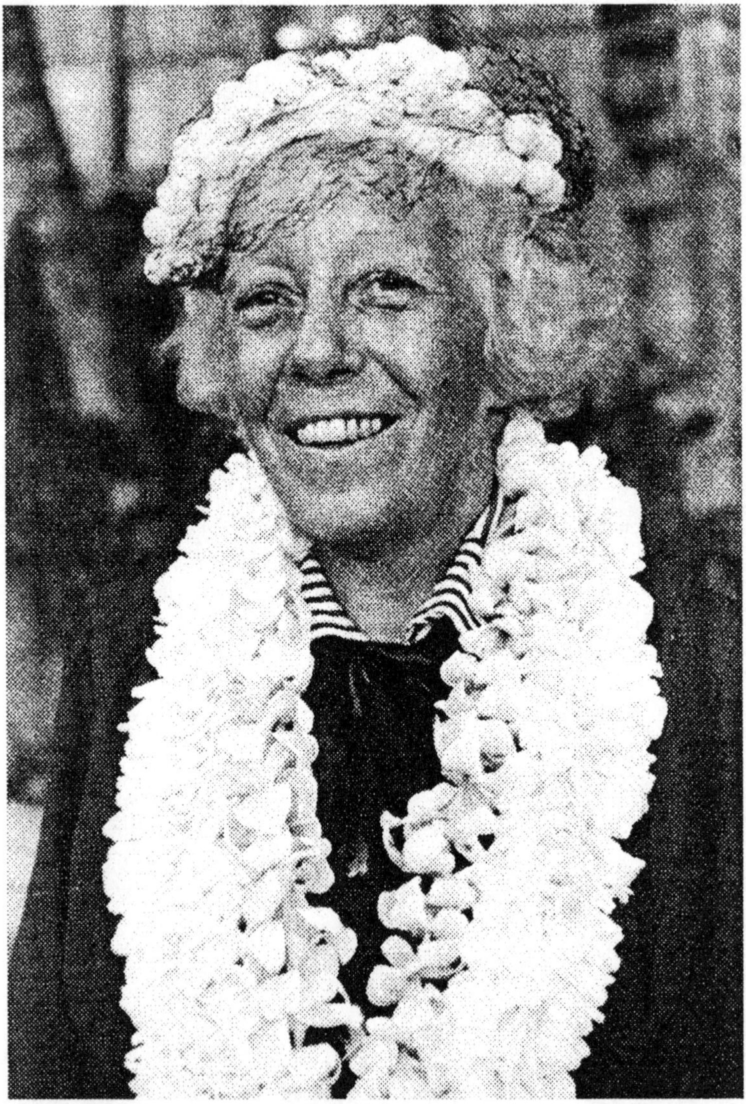

■ 일본을 가는 길에 하와이에 들러 레이를 걸고 있는 모습. 그녀가 죽기 직전에 일본을 방문하였다. 당시 선불교에 대해 더 배우기를 원하였다.

제8장

"최고의 프로이드 후예"

1945년 5월 카렌 호나이가 *"내적 갈등"*을 출판한 바로 그 달에 러시아 군대는 베를린을 점령하였다. 며칠 후 독일은 연합군에 항복하였고, 유럽의 전쟁은 끝났다. 세상 모든 사람들과 함께 호나이는 안도의 한숨을 내쉬었다 – 그리고 그녀로서는 안도의 한숨을 내쉴 만한 특별하고 충분한 이유들이 있었다. 나치가 몰락하기 몇 달 전 유럽과의 교신은 두절되어 브리기트 호나이는 어머니와 연락할 수 없었다. 어떤 미국 신문들은 배우인 브리기트 호나이가 죽었다고 잘못 보도하였고, 브리기트가 정말 안전한지 어머니는 확신할 수 없었다. 그러나 전화가 재개되자마자, 카렌 호나이는 서둘러 스위스로 전화를 걸었고 딸과 접촉할 수 있었다.

일본의 항복과 함께 끝난 2차 대전 종전 1달 뒤인 1945년 9월 15일 호나이는 60세를 맞이하였다. 분석 수련 지도와 환자 신료도 항상 바빴지만 호나이는 여전히 휴식할 시간을 가졌다. 그녀는 여름

주말을 그녀의 Cocker Spaniel Butschy와 케르트루드 레데르-엑카르트와 함께 롱 아이랜드의 해변가 별장에서 보내기를 좋아했다. 이년에 한 번씩 멕시코로 가서 딸 레나테를 정기적으로 만났다. 선불교와 영성적 그리고 철학적인 주제들에 대한 관심뿐만 아니라 유화의 즐거움도 분석가에게 제한된 여가 시간을 풍부하게 해주었다.

제2차 세계 대전이 끝난 후 AAP는 "성장의 고통"에서 벗어나서 1946년 5월 다섯 번째 창립 기념일을 맞이하였다. 그 당시 연구소에 등록된 분석 수련가는 40명을 넘었고, 협회는 폭넓은 과학적 연구 활동들을 지원하였다. 연구소 교수들은 교육과 연구뿐만 아니라, 집필과 출판에도 바빴다. 호나이를 포함한 AAP의 고참 위원 6명은 *"정신분석이란 무엇인가?"(Are You Considering Psychoanalysis?)*라는 책을 공동 집필하였다. 1946년에 출판된 이 책은 몇 개의 에세이로 이루어져 있다. 그 내용은 정신분석을 고려하는 사람들이 흔히 제기하는 질문에 대한 답들이다. 호나이는 그 책을 편집하였고, 두 개의 논문을 썼다. 즉 "분석가는 무엇을 하는가?" 와 "분석이 끝난 후에는 어떻게 성장하는가?"이다.

그러나 호나이는 자신의 책을 쓰는 것을 더욱 좋아하였다. 이미 *"신경증과 인간의 성장(Neurosis and Human Growth)"*이라는 그녀의 마지막 저서를 마무리하기 시작하였다. 이 책의 내용은 신경증의 기원들과 구조에 대해서 완전하게 마무리하고 요약한 것이다. 일찍이 *"내적 갈등"*이라는 저서 속에서 호나이는 근본적인 내적 긴장을 해소하기 위해 신경증 환자들이 시도하는 네 가지 기본 방법들을 서술하였다. 이제 그녀가 관심을 집중하고 있는 것은 신경증들의 대처 방법 중 단 하나에 대한 것이다. 왜냐하면 모든 신경증에 공통되는 한 가지가 있다는 결론을 내렸기 때문이었다. 그녀의 새로운 이론이 주장하는 것은 현실적인 근거가 없는 자아-이미지(Self-image)를 창출하는 것이 신경증의 근본 원인이라는 것이다.

심리학자들은 오래 전부터 어린이들이 종종 고통스러운 경험을 할 때 공상 속으로 접어 들어간다는 것을 알았다. 어린아이들의 공상 속에는 때로는 자신을 완벽한 존재로 생각하는 것도 있다. 호나이는 이런 과정을 *"자아를 이상화하는 것"(자아-이상화)(self-idealization)* 이라고 불렀다. 어린아이가 이런 공상을 지속하는 것은 정서적 성장에 중요한 기능을 한다. 건강한 어린아이는 *자아-실현(self-realization)*의 과정-진정한 자아를 발견하고 발달시키는 것-을 잘 수행하여 잘 적응하는 성인으로 성장하여 그 이후는 자아-이상화는 별 대단한 역할을 하지 못한다. 그러나 "자아-이상"이 "자아-실현"을 대신하고, 계속하여 강박적으로 공상 그 자체에 몰입하면 이것은 성인 신경증의 원인이 된다.

자아-이상화는 현실적인 근거가 희박한 자아-이미지를 창출하므로 진정한 자아에서 멀어지게 된다. 공상과 현실의 격차는 내적 긴장을 유발한다. 왜냐하면 신경증 환자들은 두 대조적인 자아 정체성의 차이를 조화시킬 수 없기 때문이다. 호나이가 지적한 대로 "모든 신경증 형성에서 자기로부터 소외는 핵심적인 문제이다." 이 소외는 여러 방법으로 신경증을 야기하고 지속화시킨다.

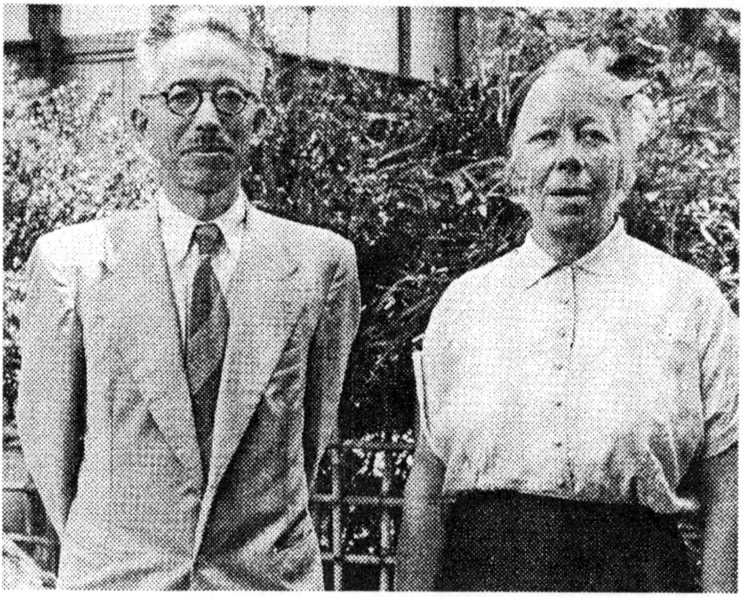

■ 선불교학자인 Daisetz Suzuki (왼쪽)는 Horney가 일본을 여행하는 동안 동반하였다. Suzuki는 Horney를 "가장 훌륭한 사람 중의 한 사람"이라고 평가했다.

신경증적인 사람들은 자신이 생각하는 바의 완벽한 존재로 다른 사람들이 자신을 생각해주기 바란다. 다른 사람들이 자신의 공상에 동조해주지 않으면 세상이 불공평하다고 분개한다. 이용당했다고 느끼고, 세상에 화를 내면서 다양한 사회적 문제를 겪게 된다. 그리고 그들은 다른 사람들과 함께 살아가는 것이 어려울 뿐만 아니라, 자신과 함께 살아가기도 힘들다. 신경증 환자들은 자기-가치를 비현실적인 자아-이미지에 근거를 두고 있기 때문에 그들의 허영심은 쉽게 상처를 입는다. 신경증적인 사람이 품고 있는 잘못된 자부심은 현실의 냉엄한 빛이 그들의 자부심이 실제로 근거가 없다는 것을 밝혀내면 휘청거린다.

그리하여 신경증은 진정한 자아를 증오한다. 자아의 이상화된 이미지에 따라가지 못하기 때문이다. 자아-증오는 온 마음에 퍼져 자신과의 평화를 형성할 기회를 파괴해 버린다. 그리하여 그들은 여러 가지 복잡한 수단을 통하여 내적 부담을 완화할려고 한다. 그런 노력으로 신경증은 일반적으로 세 가지 기본 성격 타입 중 하나를 택한다. *"내적 갈등"*에서 제시한 세 가지 신경증적 타입에 근거하여 호나이는 이것들을 정신적 고통에 대한 *주요 신경증적 해결 방법*들이라고 불렀다. 첫 번째 주요 해결 방법은 진정한 자아를 억압하고 이상화된 자아와 전적으로 일체화하는 것이다. 두 번째는 진정한 자아와 합치하지만, 이상화 된 자아에 비해 진정한 자아의 열등한 부분에 초점을 두는 것이다. 세 번째는 모든 갈등에서 전면적으로 물러서는 것이다.

첫 번째 경우는 호나이가 말하는 *기고만장한 인격(expansive personality)*인데, 이런 타입은 자기도취적, 자아중심적, 완벽지향적, 거만하고, 잔인하고, 지배적이다. 이것은 두 번째 경우와는 대조적이다. 두 번째 경우의 *자기소멸적 인격(self-effacing personality)*은 자신이 다른 사람들에게 이용당했다고 느끼고, 고통, 자기희생, 그리고 의존성에 매달린다. 그들은 성공을 두려워하고 문제가 생기는 경우 자신을 주장하는 것을 좋아하지 않는다. 세 번째 유형은 *체념적 타입(resigned type)*이다. 이들은 고통을 피하기 위해 다른 사람들 그리고 자신으로부터 분리되어 있다. 체념적인 신경증들이 가치를 두는 것은 조용함, 프라이버시 그리고 독립이고, 외부 권위에 대해 분개한다.

호나이는 치료란 환자들이 시도하는 주요 해결 방법을 넘어서서 움직여나가도록 환자들을 도우는 것이라고 믿었다. 정신분석이 환자들을 도울 수 있는 것은 그들에게 환상을 제거해주고, 그리하여 그들의 이상화된 자아 이미지가 단지 환상이라는 것을 보여주는 것이다. 일단 환자가 이것을 이해하면 그들은 신경증적인 해결방법들은 필요하지 않게 된다. 왜냐하면 내적 갈등이 사라지기 때문이다. 진정한 성장을 방해하는 것이 제거됨에 따라 자기 실현을 향하여 움직여갈 수 있다. 성공적인 분석의 결과를 묘사하면서 호나이는 건강한 인간이라는 것이 무엇인지에 대한 개념 규정을 하였다. "비록 문제가 있다고 하여도 자신을 있는 그대로 받아들이기 시작하면서 또한 삶의 통합 과정으로서 자기 성찰을 해나가는 것"이라고 그녀는 썼다.

어떤 프로이드 추종자들은 *"신경증과 인간의 성장"*을 프로이드의 개념 즉 호나이의 말을 빌면 "인간은 자신이 어떤 방향을 취하더라도 불만족스럽게 되어 있다"라는 것을 거부했다고 해서 그녀를 비난하였다. 그러나 대부분의 독자들은 그 책을 호나이의 가장 중요한 저서로 환영하였다. 사회학자 애쉴리 몽타구 (Ashley Montagu)는 정통적인 분석가들은 그녀가 취하는 "프로이드를 불손하게 다루는 것"에 분명히 반대하겠지만, 독자들은 불경함과 지적 비판을 구분할 수 있을 것이라고 언급하였다. "호나이는 프로이드와 그의 업적을 높이 평가하고 존경하지만 숭배하지는 않는다"라고 그는 썼다. 애쉴리 생각으로는 *"신경증과 인간의 성장"*은 호나이를 "프로이드의 후예들 중 최고중의 한 사람"으로 만들었다고 평가하였다.

*"신경증과 인간의 성장"*을 1950년 출간한 이후 그녀는 맹렬한 걸음을 늦추었다. 연구소에는 60명 이상의 수련 분석가들과 25명의 교수가 있었다. 그러나 호나이는 쉽게 피곤해지기 시작하였고, 때로는 아주 심한 복통을 겪었다. 최근에 이혼하여 어머니의 건강에 대해 걱정이 많은 브리기트 호나이는 스위스에서 어머니와 가까이 있기 위해 뉴욕으로 이사하였다. 호나이는 마침내 의사의 진찰을 받았지만 병이 무엇인지 몰랐다. 몸이 아픈 것을 무시하면서 계속하여 일을 하였고 선불교와 심리학에 관련된 분야에 더욱 더 관심을 쏟았다.

선을 서구적 정신에 맞게 해석한 것으로 유명한 다이세쯔 스즈끼는 그 당시 뉴욕에 살고 있었고 콜롬비아 대학에서 교편을 잡고 있었다. 호나이는 가능한 한 선에 대해 많이 배우기를 애쓰면서 스즈끼와 많은 시간을 보내기 시작하였다. 그녀는 자신의 집에 선불교 토론회 그룹을 만들었고 스즈끼를 연구소에 초빙하였다. 곧 그녀는 선불교의 사상을 그녀의 작업 속에 도입하기 시작하였다. 1951년 4월의 심포지움에서 그녀는 선불교 철학과 *"신경증과 인간의 성장"*에서 언급한 이론들과의 유사성을 언급하였다 "동양철학자들은… 항상 인간 존재내의 영적인 힘을 믿었다…. 이런 힘들은 인간이 스스로의 본성을 거스르지 않으면 자연히 발달한다."

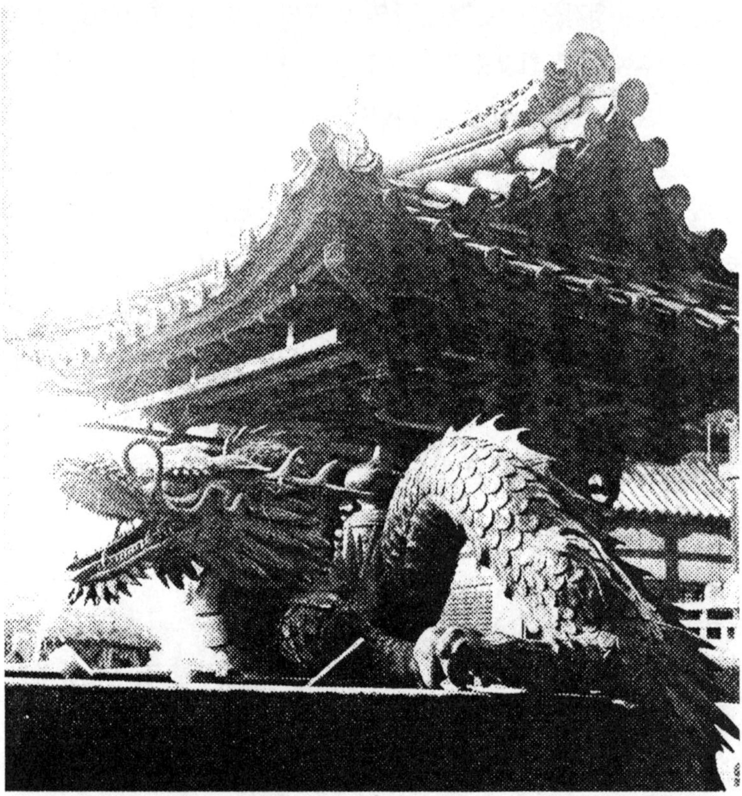

■ Horney는 일본과 교토 주변에서 많은 시간을 보내면서 선불교 성지, 사원들 그리고 도량들을 방문하였다. 그녀는 또한 민속축제와 가부키를 보기도 하였다.

몇 달후 일본 정신의학자인 아카히소 콘도(Akahiso Kondo)가 연구소에 등록하였고 호나이를 만났다. 콘도는 선불교에 바탕을 둔 일본식 정신치료의 한 형태인 모리타(Morita) 치료를 하였다. 모리타 이론이 주장하는 바는 인간의 본성에서 벗어난 자기 중심성과 소외가 정서적 질환의 일차적 원인이라는 것이었다. 환자들의 신경증은 선불교의 개념에 따른 적절한 인간 행위와 연관된 것들을 행함으로서 극복 가능하다고 본다. 그너는 일본식 정신치료와 선불교에 대한 것들을 더 많이 알아보기 위해 일본 방문을 결심하였다.

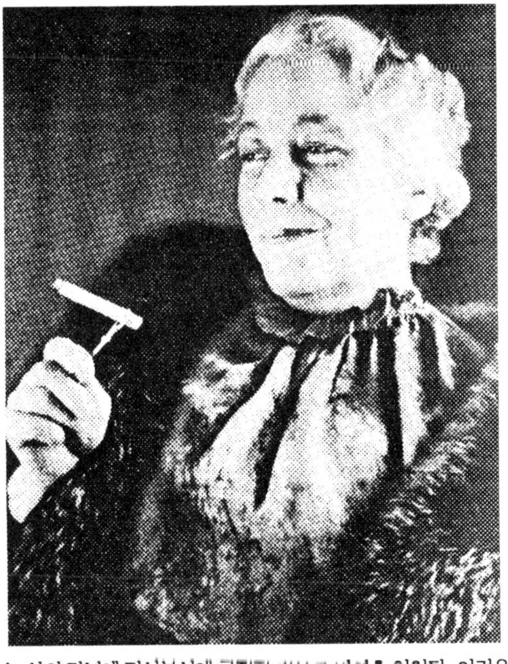

■ Horney는 삶의 말년에 정신분석에 공헌한 것으로 명성을 얻었다. 이것은 그너의 지지자에게도 그리고 비판자에게서도 마찬가지였다.

1952년 7월 카렌 호나이는 그녀의 딸인 브리기트 호나이, 다이세쯔 스즈끼, 스즈끼의 조수, 아카히소 콘도 그리고 두 친구와 함께 일본을 향하여 떠났다. 호나이에 의하면 이 여행 목적은 "일본 사람과 일본의 지방을 직접 접촉하여 일본 문화를 연구하기 위해, 잘 선택된 몇몇 사람과 집중적인 토의를 하고, 자연을 음미하면서 느긋하게 시간을 보내는 것"이었다. 한 달 동안 선불교 선원과 사찰을 방문하면서 선승들을 살펴보고 그들과 대화를 나누었다. 호나이는 또한 일본의 정신의학자들을 만났고, 동경 대학 의학부에서 정신분석가에 대한 강의를 하였다. 일본의 정신과 단체의 사람들과 접촉하면서 그녀는 모리타 치료가 여러 가지 점에서 가치가 있지만 깊이 뿌리박은 심리적인 문제들을 해결하는 데는 한계가 있다는 결론을 내렸다.

이것과는 대조적으로 처음 본 선불교는 호나이에게 더욱 더 흥미를 불러 일으켰다. 그녀의 이론과 선불교의 사이에 직접적인 연관성을 발견할 수는 없었지만, 이 두 가지는 동일한 정신을 소유하고 있다고 믿었다. 그녀는 불교 설법 즉 "진리는 그 본 모습에서 조각으로 나눌 수도 없고, 하나의 체계로서 형성되는 것도 아니다"라는 것과 자신의 관점이 동일선을 달린다는 것을 알고는 전율감을 느꼈다. 그녀가 여름이 끝날 무렵에 미국으로 돌아왔을 때, 호나이는 자신의 작업을 계속해나가면서 서서히 동양 사상에 빠져 들어갔다. 예를 들면 일본에서 바로 돌아온 후에 발표한 그녀의 논문에서 자기 나름대로의 용어를 통하여 선사상을 표현하였다: "삶은 해결해야 할 문제가 아니라 깨달아야할 체험이다." 선불교의 원리는 그녀의 심리학적 관점과 완벽하게 들어맞았다.

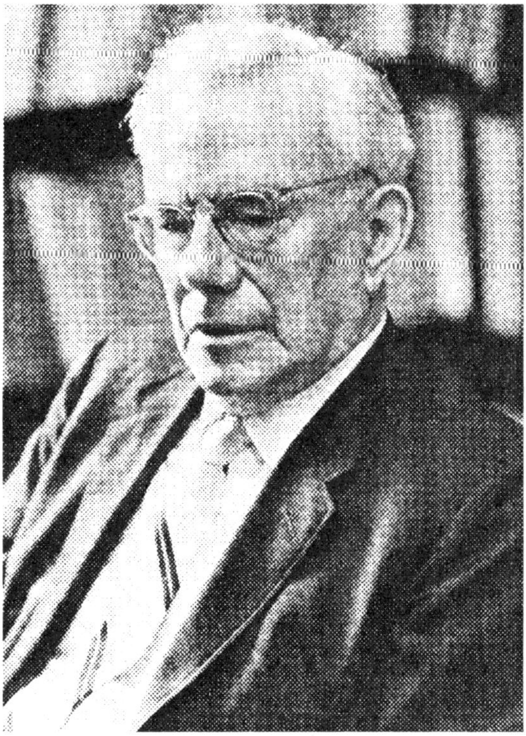

■ 신학자 Paul Tillich. Horney의 오랜 친구이면서 Horney의 장례식 때 조사를 하였다. 그는 회고하기를 그녀는 "열정과 사랑이 빛"으로 가득 찼다고 하였다.

호나이는 정신분석을 선불교의 관점에서 새롭게 보면서 발전시킬 수 있을 정도로 오래 살지 못했다. 그 해 10월 병들어 입원하였다. 의사는 최종적으로 담낭암이라고 진단하였다. 그녀는 재빨리 회복하였으나 11월 말 다시 재입원하였다. 그녀의 병동을 맡고 있는 젊은 의과 대학생이 그녀에게 진단명을 알려주어 "자신이 죽어가고 있다는 것을 알았으나" 호나이는 여전히 낙관주의를 견지하였다. 그 학생과 호나이가 의학계에서 여성이 부딪치는 어려움에 대해 말했을 때, 그녀가 "아마 당신이 내 나이가 되면 세상이 많이 달라져 있을 것"이라는 희망을 피력한 것을 그 학생은 기억하였다. 이것이 호나이가 말한 기록된 마지막의 말이었다. 1952년 12월 4일 67세의 나이로 카렌 호나이는 사망하였다.

호나이가 죽었다는 소식은 정신분석학계에서는 충격이었다. 심지어 그녀의 반대자조차도 그녀를 "정신적 갈등을 철저하게 탐구하는 데 기여한 훌륭하고, 활기에 넘치고, 독립적인 인간"으로 칭찬하였다. 그러나 그녀의 딸들과 친구들, AAP에서 일하는 위원들 그리고 연구소의 거의 100명에 달하는 수련 분석가들에게는 그녀는 단순히 훌륭한 과학자 이상의 존재이었다. 그녀의 장례식에서 신학자 폴 틸리히는 다음과 같이 말했다.

그녀는 인간 영혼의 어두움과 세상의 어두움을 알았다. 그러나 그녀는 고통 받고 있는 한 사람에게 빛을 주는 일은 결국 온 세상에 빛을 주는 것이라고 믿었다. 그녀가 준 빛은 열정 없는 지성의 차가운 빛은 아니었다. 그것은 열정과 사랑의 빛이었다. 그녀는 책을 썼지만, 인간 존재를 사랑하였다. 그녀는 치유력을 가진 내

면적인 통찰력을 가지도록 그들을 도왔고, 이 통찰력은 치유의 힘을 가진 것이었다.

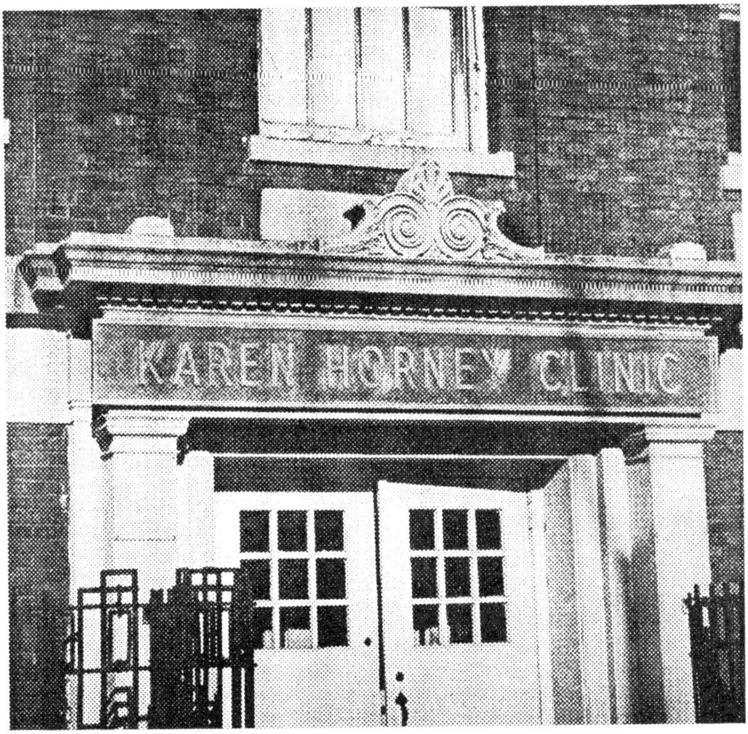

■ Horney가 죽은 후 미국 연구소(American Institute)의 이름을 그녀를 기리기 위해 개명하였다. Karen Horney 정신분석 연구소는 지금도 여전히 뉴욕에서 활동하고 있다.

카렌 호나이의 저서는 호나이가 죽고 난 후에도 계속하여 치유력을 발휘하였다. 호나이의 동료들이 카렌 호나이 정신분석 연구소

및 센터라고 개명한 미국 정신분석 연구소는 지금도 여전히 뉴욕에서 활약 중이다. 그녀의 책은 13개국 언어로 번역되었고, 지금도 여전히 출판되고 있다. 또한 전세계적으로 50만부 이상 판매 부수를 올렸다. 여성 심리학에 대한 그녀의 초기 논문집은 영어권의 사람들이 광범하게 읽을 수 있도록 영어로 번역되어 1967년에 출판되었다. 그녀의 생전에 무시되거나 거부되었던 그녀의 많은 이론들은 정신의학의 다른 분야뿐만 아니라 주류 정신 분석에서 받아들여졌고 통합되었다. 그러나 더욱 더 중요한 것은 카렌 호나이의 저서를 통하여 세계의 수많은 사람들이 자신의 인생을 치유하는 힘을 얻고 있다는 것이다.

참고 문헌

Appignanesi, Richard and Oscar Zarate. Freud for Beginners. New York: Pantheon Books, 1979.

Brenner, Charles. An Elementary Textbook of Psychoanalysis. New York: Anchor Press, 1974.

Freud, Sigmund. Introductory Lectures on Psychoanalysis. New York: Norton, 1966.

Horney, Karen. The Adolescent Diaries of Karen Horney. New York: Basic Books, 1980

________, ed. Are You Considering Psychoanalysis? New York: Norton, 1946.

________, Feminine Psychology. New York: Norton, 1967.

________, Neurosis and Human Growth. New York: Norton, 1950.

________, The Neurotic Personality of Our Time. New York:

Norton, 1937.

_______ , New Ways in Psychoanalysis. New York: Norton, 1939.

_______ , Our Inner Conflicts. New York: Norton, 1945.

_______ , Self-Analysis. New York: Norton, 1942.

Kelman, Harold. Helping People: Karen Horney's Psychoanalytic Approach. New York: Science House, 1971.

Quinn, Susan. A Mind of Her Own:The Life of Karen Horney. New York:Summit Books, 1987.

Rubins, Jack. Karen Horney: Gentle Rebel of Psychoanalysis. New York:Dial Press, 1978.

Westkott, Marcia. The Feminist Legacy of Karen Horney. New York: Yale University Press, 1986.

Karen Horney 연보

- 1885년 독일의 Eilbek에서 9월 15일 Karen Clementia Theodora Danielson으로 태어남
- 1901년 Hamburg의 Gymnasium에 입학
- 1906년 Freiburg의 Ludovico Albertina 대학에 입학함; Oskar Horney를 만남
- 1908년 Göttingen 대학에서 연구
- 1909년 Berlin으로 이사함; Oskar Horney와 결혼함; Berlin 대학에 입학
- 1910년 Karl Abraham과 함께 정신분석을 받음
- 1911년 첫 딸 Brigitte를 출산; Berlin 정신분석협회에 합류; 정신과학 수련의 시작
- 1913년 둘째 딸 Marianne를 출산
- 1915년 의사 면허 취득; Lankwitz Kuranstalt 병원에서 근무 시작;

Berlin 정신분석협회의 공식회원이 됨

- 1916년 셋째 딸 Renate 출산
- 1919년 개업 진료를 시작
- 1920년 Berlin 정신분석협회가 Poliklinik를 시작; 여기서 Horney는 환자들을 정신분석하고, 수련생들을 교육함
- 1926년 Oskar Horney와 별거
- 1926~32년 여성 심리학을 구축하고 그 이론을 세련시킴; 이에 관한 논문 13편을 발표함
- 1932년 미국에 도착; 정신분석 시카고 연구소를 공동 창립
- 1934년 뉴욕으로 이사; 뉴욕 정신분석협회와 연구소에 합류
- 1937년 *The Neurotic Personality of Our Time* 출판
- 1938년 미국 시민권 획득
- 1939년 *New Ways in Psychoanalysis* 출판; Oskar Horney와 정식으로 이혼
- 1941년 뉴욕 정신분석협회 사직; Association for the Advancement of Psychoanalysis (AAP)와 그 수련 기관인 the American Institute for Psychoanalysis 창립
- 1942년 *Self-Analysis* 출판
- 1945년 *Our Inner Conflicts* 출판
- 1946년 Horney와 다섯 동료들이 *Are You Considering Psychoanalysis?* 출판

- 1950년 *Neurosis and Human Growth* 출판
- 1952년 일본 여행
- 1952년 67세의 나이로 사망 (12월 4일)
- 1967년 *Feminine Psychology* 출판
- 1987년 *Final Lectures* 출판

역 자 약 력

▲ 이 성 동

- 정신과 전문의

- 부산대 의과대학
- 서울대 보건대학원
- 동경대 의대 대학원

- 서울 아산병원 정신과 수련
- 한국 신경정신과 의원
- 서울 수 병원 정신과 과장
- 성 안드레아 정신병원 과장

  현재 명일 엠 정신과 의원 원장

- **역서**

  "육체의 문화사", "정신분열병의 인지행동치료"
  "정신분열병을 어떻게 극복할 것인가"

- **논문**

  "과민성 대장염 환자의 신경정신의학적 특성"
  "우리나라 정신보건법중 강제입원에 대한 연구"
  "인슐리노마의 증례 연구"
  "Zoloft의 항우울효과에 대한 연구"
  "Neuro-Psychiatric Symptoms of Pontine Hemorrhagic Patients"
  "리튬의 장기 복용후 갑상선 기능항진증의 검사소견 1례"
  "대한민국 법령에 나타난 정신질환에 대한 차별 조항 및 그 개선에 관한 연구"

정신분석가 **카렌 호나이**

초판인쇄일	2007년 4월 20일
초판발행일	2007년 4월 30일
저　　자	Constance Jones
옮 긴 이	이 성 동
펴 낸 이	오 무 근
펴 낸 곳	도서출판 하나의학사
출판등록	1988년 4월 1일 제 2-541호
주　　소	서울시 종로구 홍파동 13-4
전　　화	02) 730-2555, 2556
팩　　스	02) 730-2557

정가 10,000원

저자와 합의로 인지 생략

ISBN 978-89-92141-17-3-93510

※ 잘못된 책은 구입처에서 교환해 드립니다.